APHORISMES

DE MÉDECINE POSITIVE

ET

THÉORIE DES RESSEMBLANCES

MONTRANT TOUT LE CORPS

SUR LA PHYSIONOMIE

PAR

A.-J. BORNE-VOLBER

LAUSANNE

IMPRIMERIE HOWARD-DELISLE & F. REGAMEY

1877

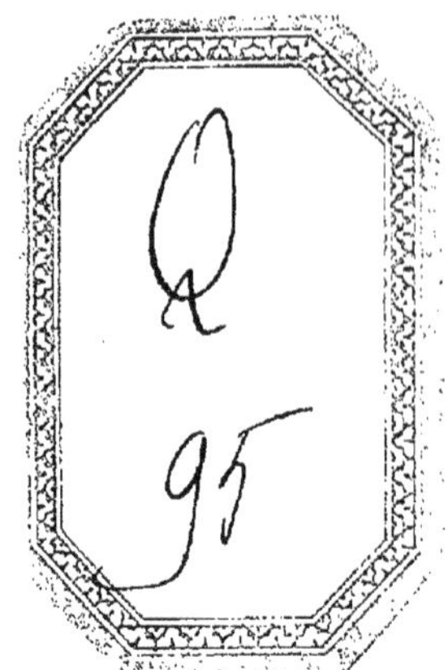

APHORISMES

ET

THÉORIE DES RESSEMBLANCES

OUVRAGE DU MÊME AUTEUR

MAXIMES ET OBSERVATIONS

Ouvrant des vues nouvelles sur les sciences morales,
1 vol. in-12, 5 fr.

APHORISMES

DE MÉDECINE POSITIVE

ET

THÉORIE DES RESSEMBLANCES

MONTRANT TOUT LE CORPS

SUR LA PHYSIONOMIE

PAR

A.-J. BORNE-VOLBER

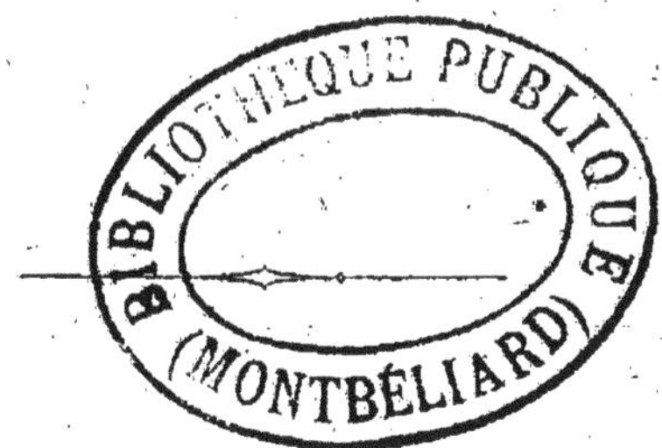

LAUSANNE

IMPRIMERIE HOWARD-DELISLE & F. REGAMEY

1877

THÉORIE·DES RESSEMBLANCES

RAPPORTS DES ORGANES

Constitution musculeuse.

En voyant la main puissante, large, osseuse et bièn musclée d'un homme de travail, on juge l'autre main semblable, les pieds analogues et tout le corps robuste. La similitude des deux côtés du corps et l'harmonie des portions qui le composent sont si constantes que l'on compte toujours sur elles. Il y a pourtant des anomalies qui ont aussi leurs lois : elles viennent d'un arrêt partiel ou d'un excès de développement; mais ne considérons que l'état normal.

Une telle main coïncide avec un visage à traits prononcés, plus développés aux machoires qu'au front, de fortes oreilles, des cheveux grossiers, une peau épaisse, poilue; une poitrine large, des muscles saillants, une digestion puissante, une voix forte, des organes de reproductions volumineux.

Chacun de ces signes peut, selon son importance, annoncer les autres ; mais si de ce que cette main est puissante on en concluait que les yeux sont expressifs, le cerveau vaste, l'intelligence forte, la sensibilité vive, on ne ferait là que des suppositions gratuites, démenties par l'expérience. L'harmonie du système musculaire avec les autres systèmes ne consiste pas dans un développement égal, au contraire : plus il est puissant, moins le système sensitif a de force. La vie n'ayant qu'une puissance limitée, ne se concilierait pas avec l'exagération de tous les systèmes, leurs différences la conserve.

Un organe fait connaître ceux qui, étant dans la même dépendance que lui, sont dus aux mêmes causes ; c'est déjà beaucoup, et la connaissance des rapports que les systèmes ont entr'eux, donne de nouveaux indices précieux pour les observateurs. Les médecins ne peuvent se passer d'en faire usage. Quand la science que nous voudrions esquisser sera créée, elle leur rendra les plus grands services. Tous les ouvrages de physiologie en contiennent des vestiges. L'antique théorie des tempéraments, que les uns ont voulu étendre et les autres supprimer, en est un essai qui traverse les théories des écoles et leur survit toujours : pourtant, on n'observe pas de tempéraments sans mélange, plus que d'harmonie sans quelque prédominance. Les âges mêmes et les climats ont leur tempéraments.

L'enfance est lymphatique ; la jeunesse, sanguine ; l'âge mûr bilieux ; la vieillesse nerveuse. Dans les lieux humides, on devient lymphatique ; à l'air vif, sanguin ; au soleil bilieux et nerveux dans les villes.

Le même tempérament peut se trouver dans toutes les constitutions. C'est la constitution, surtout, qu'il faut d'abord bien distinguer, si l'on veut connaître le tout par une de ses parties.

Constitution nerveuse.

Une tête fine, avec des traits délicats, mobiles; un front élevé, des yeux expressifs, souvent humides; une voix claire, douce ou vibrante, n'est jamais attachée sur de larges épaules à bras musculeux grossiers. Elle appartient à la prédominance de la pensée, comme la constitution opposée, à celle du travail matériel.

La peau alors est mince, l'oreille fine et appliquée; les cheveux sont doux, les os menus, les articulations sont souples; toutes les parties du corps sont mignonnes; celle qu'un tissus érectile soutient, ont beaucoup de fermeté. Le caractère est élevé, mobile, passionné.

Ces deux constitutions opposées s'étendent à tous les tempéraments, les climats et les âges. Elles séparent les hommes d'une manière frappante, qui n'a pourtant jamais été suffisàmment étudiée. Les travaux matériels, l'ignorance, une nourriture grossière, l'habitation de la campagne donnent la première ; l'éducation, le luxe, l'habitation des villes donnent la seconde. Il y a plus de différence entre un professeur de Paris et le cultivateur du champ

voisin, qu'entre les lettrés des diverses capitales
de l'Europe. Les travailleurs, comme les penseurs,
sont reconnaissables de quelque pays qu'ils viennent. Ils ont des traits communs que la filiation
augmente. En gardant la position de son père, on en
augmente les effets : c'est ainsi que se forment les
races. Leur croisement diminue les qualités acquises.

Une constitution intermédiaire serait meilleure
pour la santé, la raison et le bonheur; mais on
ne la recherche guère : la modération n'a point d'é-
clat, toutes les sommités sortent des exagérations.
La différence des aptitudes fait celle des goûts, et
jusque dans leurs jeux, les paysans agissent avec
excès et les citadins pensent de même.

La puissance qui nous anime se divise, pour le
système locomoteur, pour le système sensitif et pour
le système organique. On sait que chacun de ces
systèmes a des nerfs particuliers, quoique de nombreuses sympathies les unissent. La prédominance
de l'un d'eux fait une constitution particulière. On
a vu les deux premières : celle du travail, la constitution musculeuse et celle de la pensée, la constitution nerveuse; il y en a une troisième : la
constitution gastrite où la nutrition domine.

Constitution gastrique.

L'entretien des organes exige une action continuelle, une végétation plus nécessaire que la pensée et les mouvements volontaires qui peuvent être suspendus : sa cessation est la mort comme son existence est la vie, vie de l'espèce, continuée par la génération. La vie organique nous rapproche des plantes, la locomotion nous rapproche des animaux, la pensée, portée jusqu'à la raison, nous met au-dessus des uns et des autres.

Que les traits soient fins ou grossiers, la nutrition épanouit la face, la remplit et la repose. Elle amollit la pensée, diminue le travail, rend la voix grave, la langue lourde, les lèvres épaisses, le nez moins saillant, le col court, la poitrine et les hanches très apparentes ; les muscles ne se dessinent pas, la peau est ferme, lisse, brillante, souvent rosée, blanche ou franchement brune ; toujours grasse et moins velue que dans la maigreur. Les cheveux sont doux et luisants, les mains potelées, les os cachés, le système générateur actif ; toutes les sécrétions évacuent avec abondance. Les viscères sont volumineux ; la tête paraît grosse par l'épaisseur de la peau et des tissus sous-cutanés ; les traits sont obtus, ils ont dans la jeunesse l'expression de la maturité et, dans l'âge mûr, celle de la vieillesse.

Cette constiution est d'abord naturelle à l'enfant qui n'a besoin que de croître, ensuite, l'activité même sans objet de la jeunesse suffit pour remplacer une action réglée ; mais quand le corps a cessé de grandir, ce qui dépasse les besoins, porte aux excès, ou s'accumule en sang pour les hémorrhagies, les anévrismes, les apoplexies; en graisse, pour l'obésité qui diminue toutes les fonctions, gêne la circulation et arrête, enfin, la respiration ; ou, en principes anormaux, pour la goutte, les phlegmasies et les productions morbides. Hors d'un travail soutenu, ou d'une pensée toujours active, il est impossible de traverser la vieillesse : la diète épuiserait les fonctions avant de dégorger les organes ; on succomberait par l'inactivité générale.

La constitution nous est donnée par la nature, les habitudes la font prédominer. Chez les uns le travail matériel ; chez les autres, la pensée ; chez les derniers, enfin, la nutrition domine.

Le travail diminue la pensée et empêche l'excès de nutrition. La pensée éloigne du travail et affaiblit la nutrition ; un excès de nourriture amortit la pensée et gêne le travail.

La pensée n'est pas dans la réflexion seulement, elle est surtout dans la sensibilité.

Le travail matériel est dans tout ce qui agite le corps sans animer l'esprit.

La nutrition est plus encore dans la force d'assimilation des organes que dans la digestion.

Si l'esprit est très exercé et que la nutrition se fasse bien, la santé est bonne ; mais un travail manuel ne peut pas être soutenu. Si le travail est soutenu et que la nutrition soit puissante, la santé est très bonne, mais il ne faut pas attendre beaucoup de la pensée. Si, enfin, rien ne prédomine et que toutes les fonctions se fassent bien, la santé sera au maximum, l'homme sera complet et les fruits de son âge mûr pourront avoir toute leur perfection.

TEMPÉRAMENTS.

La constitution comprend tout le corps, le tempérament a rapport à l'appareil qui prédomine; il est à la fois moins général et plus exagéré que la constitution.

Les anciens attribuant la principale influence aux fluides, en avaient fait dériver le tempérament nerveux, le sanguin, le lymphatique et le bilieux. Les modernes donnant l'influence aux solides, leur ont rapporté ces tempéraments ou les ont niés ou en ont fait d'autres encore. La vérité est que tout appareil comprend le liquide et le solide, qu'un tempérament particulier n'existe pas toujours, mais qu'il se montre quand une grande fonction est dominante. Il importe de les bien connaître; ni les mêmes habitudes, ni la même hygiène, ni les mêmes remèdes ne conviennent aux uns et aux autres.

Il est dangereux de ne pas rester en harmonie avec le tempérament quand on est malade, nuisible de l'exalter quand on se rétablit et dangereux de l'attaquer pendant la santé. On le respecte en suivant les goûts naturels. Il exige toujours de la modération dans ce qui le touche. Plusieurs maladies chroniques passent et beaucoup de maladies aiguës viennent l'orsqu'il change.

Tempérament nerveux.

Une figure étroite, peu colorée, des lèvres minces, un menton anguleux, de grands yeux, un front bien développé, des cheveux fins, souvent châtains, un cou mince, une voix expressive annoncent le tempérament nerveux.

La poitrine est effacée, avec des épaules saillantes, les doigts sont longs, les membres grêles ; tous les organes sont petits, irritables et plus forts que leur volume ne le ferait supposer.

Les seins délicats ont une petite auréole pâle, dont l'extrémité est très érectile ; le prépuce dans un sexe et les nymphes dans l'autre, saillent par le retrait et la petitesse des autres parties dont la sensibilité, la fermeté et quelquefois l'activité sont grandes.

Les sécrétions sont peu abondantes, excepté celles des reins et des glandes lacrymales.

L'encéphale, les nerfs et les organes des sens sont bien développés, très actifs et très influents ; la pensée domine tout ; la vitalité est extrême ; elle amène souvent la longévité, malgré les souffrances d'une impressibilité trop grande.

Ce tempérament, excluant l'abondance du sang, met à l'abri de beaucoup d'inflammations, mais toutes les névroses le menacent.

La petitesse des poumons et leur activité exagérée par les passions, prédisposent à la phthisie pulmonaire : l'hémoptysie est un signe fâcheux ; ne venant pas de la plénitude, elle peut être due à l'affaiblissement du sang ou à une dégénérescence.

La susceptibilité nerveuse, reconnaissable à la mobilité des traits et à l'exagération de la sensibilité, peut exister et se montre souvent sans le tempérament nerveux qu'elle n'amène qu'à la longue. Les passions, les travaux intellectuels, les pertes de sang, tout ce qui excite les nerfs ou diminue la nutrition, peut la causer. Le repos de l'esprit et le développement du corps en préviennent les suites.

Tempérament sanguin.

Ce tempérament résulte plus de la puissance circulatoire et de la tonicité du sang que de sa quantité.

Avec une figure pleine, rouge, épanouie ; des lèvres purpurines sensuelles, des dents blanches, des yeux ardents facilement injectés, des cheveux souvent frisés, d'une couleur franche, couvrant le front, un cou fort et une poitrine bien développée ; toute la peau est animée, chaude, ferme, bien nourrie.

Les seins, richement formés, ont une auréole large, bientôt brune avec un gros mamelon ferme. Les organes des deux sexes sont forts, ceux de la femme, saillent bien; tous les détails en sont prononcés.

Les viscères sont grands, les sensations actives, les penchants naturels puissants. Ce tempérament de la nature et des instincts, fréquent dans les lieux où la civilisation commence, est l'opposé du nerveux qui caractérise l'intelligence, les vieilles races et les enfants des grandes cités.

Tempérament hymphatique.

La lymphe, qui remplace le sang dans les animaux inférieurs, semble y suppléer chez l'homme quand il perd de sa puissance. Alors elle abonde, baigne surabondamment les tissus et gonfle ses propres vaisseaux.

Un visage blafard, ou rosé sur les pommettes seulement, des lèvres épaisses, couleur de brique, des yeux faibles, souvent gris, un grand front, un système pileux rare et peu coloré, un cou replet, une voix lente, annoncent le tempérament lymphatique.

La peau est mate, l'épiderme souvent rude tombe facilement en écailles furfuracées; tous les organes, tous les viscères, les os même sont bouffis, les sécrétions sont aqueuses.

Le sein est très blanc, ordinairement gros, la laxité des tissus favorisant l'obésité. Les organes des sexes sont très volumineux, mais peu irritables;

ils manquent de fermeté. Presque tous les hommes remarquables par un développement de ce genre ont quelque chose de lymphatique.

Le caractère est peu passionné, intelligent et doux.

A l'exception des névroses, ce tempérament prédispose à presque toutes les maladies et retarde toutes les guérisons. Il est la cause première des scrophules, l'occasion des tubercules, des dégénérescences, des hydropisies et des flux.

Nous ne regardons pas les tubercules comme une forme des scrophules, mais comme une maladie particulière : la physionomie de ceux qui déviennent phthisiques est bien différente de celle des scrophuleux.

Les scrophuleux sont franchement lymphatiques : gros, courts, mous, avec des os spongieux, des dents cariées ; la lèvre supérieure, la cloison du nez et les conjonctives rouges, enflées, humides ; le malade ne se dessèche pas.

Ceux qui prennent la tuberculose pulmonaire ont quelque chose de nerveux ou de sanguin ; ils sont vifs, maigres, secs, avec des lèvres minces, des dents blanches, des os compacts ; tous les organes s'amaigrissent et se déssèchent enfin.

Les uns et les autres digèrent bien et ont un goût prononcé pour les plaisirs vénériens, qui aggravent leur état et ne peuvent produire que des enfants chétifs, trop souvent héritiers de la maladie de leurs parents.

Tempérament bilieux.

Des cheveux noirs, épais, de forts sourcils, des yeux bruns, passionnés ; des traits prononcés, anguleux; une peau brune, épaisse, souple, huileuse, odorante s'il y a de l'embonpoint, ou sèche et collée aux os si l'on est maigre, montrent le tempérament bilieux.

Le sein est chaud, plein, moelleux. Les organes génitaux sont fortement colorés, très ombragés, bien développés et très puissants.

Les viscères sont secs et forts, la respiration se fait bien, mais la digestion a besoin d'être ménagée pour éviter les maladies du foie; cet organe, toujours volumineux, est de couleur foncée; le foie de l'obésité peut être plus gros, mais il est plus blanc.

Les gestes sont expressifs, les passions sont fortes; on doit craindre l'hypocondrie et la manie plus que les autres névroses.

Ce tempérament fournit les athlètes de l'amour, ceux de la pensée et ceux du fanatisme; il porte à la superstition, le nerveux à la réflexion, le sanguin au courage, le lymphatique à l'indifférence.

Système pileux.

Tous les tissus distingués par le génie observateur de Bichat, ne peuvent pas fournir des tempéraments ; l'importance d'un seul n'est pas toujours assez grande, dans les organes très composés des fonctions qui s'étendent partout. L'examen détaillé des effets, de leur prédominance, n'en a pas moins un grand intérêt.

Le système pileux, qui semble à peine vivant et le moindre de tous, a une importance beaucoup plus grande qu'on n'est tenté de le supposer et qu'on ne l'a cru jusqu'à présent.

Plus il est riche, plus la constitution est forte.

Peut-on se bien figurer la physionomie d'une personne, sans avoir une idée de ses cheveux ? Et s'ils sont d'un blond tendre, d'un noir intense, ou d'un roux ardent, on en retrouve l'harmonie sur tout le corps et jusque dans le caractère. Nous ne croyons pas que la chevelure influe beaucoup sur l'organisation, mais le corps tout entier influe sur la chevelure et en rend les signes plus précieux. Leur couleur est en harmonie avec celle de la peau et des yeux. Le pigment, source de ces colorations, manque chez les Albinos, variété accidentelle de l'espèce humaine et de quelques quadrupèdes.

En disséquant un nègre, on est étonné de voir le derme et l'épiderme aussi blancs que les nôtres, seulement une légère mucosité teinte de noir est entre deux et fait paraître toute la peau noire. On sait qu'il y en a d'albinos ; il serait intéressant de savoir s'ils ont des nuances correspondantes, aussi, pour le tempérament, aux blonds et aux roux de notre race.

On a prétendu que la couleur primitive de l'homme était le roux; c'est oublier que toutes les races, excepté la Caucasique, ont les cheveux noirs, et, dans celle-là, ils sont encore fréquents. En voyant que les animaux sauvages ne perdent leurs couleurs primitives qu'en changeant d'habitudes ou de climats, nous sommes portés à croire que les migrations et la civilisation antique de notre race, sont les causes des variations de couleur qu'elle nous présente.

Dans les Albinos, le système pileux est blanc comme de l'argent, la peau très blanche, l'iris rosé, la pupille rouge par la coloration du sang. Les organes sont modérément développés et les facultés peu actives. Buffon a remarqué que les animaux dont le pelage est blanc, sont moins robustes que ceux de la même espèce qui l'ont brun et que les noirs sont les plus vigoureux de tous.

Une légère coloration, des cheveux tirant alors sur le blond très pâle, avec des yeux gris-clair et une peau fade, annoncent une constitution faible, un caractère doux, incertain.

Le blond véritable a encore des nuances; s'il est intense avec des yeux bleus, une peau animée, la constitution peut-être forte, sanguine et le caractère prononcé. La chair abonde alors, et toutes les saillies du corps sont bien prononcées.

Le blond tire sur le jaune, mais le roux tire sur le rouge; plus il est intense, plus la peau, d'ailleurs blanche ou rosée, est sujette à se tacher d'éphélides; ses sécrétions sont odorantes. Le caractère est exagéré, les passions sont vives.

Les cheveux châtains ayant une couleur mixte, accompagnent souvent les constitutions mixtes. Ils sont fréquents dans les grandes villes, où les nationalités se mêlent. Ils se joignent souvent au tempérament nerveux, comme les blonds au lymphatique, les roux au sanguin, et les noirs au bilieux.

Les petits cheveux qui ombragent le corps sont analogues aux grands, quoique plus durs et plus frisés. La sueur abondante des travailleurs les décolorant quelquefois, surtout à la campagne, les rend alors moins bruns qu'ils ne doivent l'être.

Aristote affirme que les premiers cheveux de l'enfant sont toujours noirs, mais qu'ils tombent bientôt après sa naissance et sont remplacés par d'autres de la couleur qu'ils doivent garder. Du reste, ils brunissent toujours jusqu'à l'âge incertain où ils doivent blanchir. Toutes les parties colorées du corps, même les muscles, le sont ordinairement de plus en plus; mais quand le pigment abandonne les cheveux, il devient rare à la peau : les personnes âgées, que le soleil n'anime jamais, sont sujettes à devenir blafardes.

Le pigment, la bile et le sang, sont les seules matières colorantes de nos tissus; leur abondance, leur déplacement et l'action du soleil sur elle augmentent leur effet. Plus elles sont vives, plus le corps est vivant.

Remarques diverses.

Les physiologistes répètent tous que la grandeur du corps n'est pas en rapport avec celle des organes génitaux : cela est exact quand les différences de la taille sont venues par des atrophies ou des hypertrophies partielles, comme c'est souvent le cas. Mais, quand rien n'a troublé l'harmonie, un grand-corps a de grands organes, un petit corps en a de petits ; cela se voit jusque dans le produit de la génération, surtout chez les animaux, plus près que nous de la nature.

Les signes qui annoncent un grand développement sexuel chez la femme, l'annoncent aussi chez l'homme. Ces organes varient selon les peuples ; moins la race est civilisée, plus ils sont volumineux, et plus ils sont volumineux, plus ils sont lâches. La contraction habituelle que la prédominance nerveuse donne, diminue le volume des tissus érectiles dans les deux sexes et en augmente la fermeté.

La grandeur de la bouche, à moins qu'elle ne soit armée de larges dents, sur une face grossière, n'est pas en rapport avec les parties de la femme. Le potelé des joues et surtout des membres, se retrouve ailleurs, embellit les parties externes et rend mignonne leur ouverture. Une peau épaisse, ferme, charnue, a des effets analogues et plus durables. Une peau grasse et molle n'a que de l'apparence.

La grosseur de la tête, quand elle s'harmonise avec un grand front, de beaux yeux et une bouche mignonne, peut se trouver avec des membres et des organes délicats; mais des pommettes saillantes, une machoire volumineuse et de larges dents, accompagnent toujours des membres épais à articulations grossières.

La fermeté de la peau maintient le sein, l'obésité le grossit. Il est toujours plus blanc que le reste du corps, comme les parties génitales sont plus noires. Les personnes qui vivent au grand air, ont la peau du visage plus brune que celle du corps.

Quand la peau du visage est blanche, douce, bien vivante et fine, il est rare que celle du corps ne le soit pas.

La peau de la face s'épaissit par les progrès de l'âge, par la variole et par d'autres causes qui n'ont pas toujours un effet si sensible ailleurs.

Lorsque les changements qui frappent le visage ne vont pas au cou, ils s'étendent rarement plus loin.

Le déssèchement de la peau donne toujours les apparences de la vieillesse.

En vieillissant, les personnes grasses changent plus au visage et beaucoup moins au corps que les maigres.

Un tissus cellulaire abondant adoucit les contours, mais il rend la peau épaisse et, pour le beauté, elle doit être fine, blanc-rosé et imperceptiblement veloutée. Lorsqu'un duvet épais la roussit, qu'elle est inégale, épaisse, elle jaunit facilement, elle est sujette aux verrues, aux loupes; les traits manquent de délicatesse.

Les petites filles qui sont jolies avec de grands traits cessent de l'être en se développant, parce que les traits grandissent toujours.

En grandissant, les traits du visage se prononcent de plus en plus et, si l'on est maigre, ils deviennent anguleux ainsi que les membres.

Plus le corps est nourri, moins les traits sont grands.

Les grands traits vont mieux aux hommes qu'aux femmes, ils sont en harmonie avec la puissance de leur sexe, ils expriment la force, comme les petits la mignardise.

L'amour est en rapport avec la constitution nerveuse; la génération avec la constitution gastrique; l'accouchement avec la constitution musculeuse.

Chacun peut noter la coïncidence de telle modification avec telle autre. Si elle se retrouve habituellement, elle n'est pas fortuite et, si elle est en harmonie avec la constitution ou le tempérament, elle n'est pas due à une anomalie. Son expression, alors, sera une des lois de la théorie des ressemblances que tout médecin a besoin de connaître. Dans un art où il faut envisager toute l'organisation dont on ne voit jamais que quelques parties, il est indispensable d'avoir des règles sûres pour juger de ce que l'on ne voit pas par ce que l'on peut voir.

FIN DE LA THÉORIE DES RESSEMBLANCES.

APHORISMES

—∘∘✦∘∘—

MÉDECINE

1. La médecine a été surnaturelle, elle est extra naturelle, c'est naturelle qu'elle doit être.

2. Ce qui forme nos organes les entretient, ce qui les entretient les répare.

3. Les maux que la nature seule ne guérit jamais, sont toujours incurables.

4. Si la nature guérit, elle ne le fait que dans de certaines conditions; ces conditions sont le vrai remède.

5. On fait cicatriser une plaie en rapprochant ses lèvres, on rétablit un os brisé en maintenant ses fragments à leur place, on guérit un malade en le remettant dans les conditions de la santé.

6. L'art met la nature à même d'agir, il ne peut ni suppléer à elle, ni faire mieux qu'elle. Rien ne rendra l'animal domestique plus vigoureux que l'animal sauvage. On ne peut pas se porter mieux que ceux qui se portent bien.

7. Nulle maladie ne vient ni ne passe sans cause; connaître ce qui les fait venir, c'est savoir l'hygiène;

connaître ce qu'elles sont et ce qui les fait passer, c'est savoir la médecine.

8. Les phénomènes généraux de la maladie ne sont qu'une exagération de ceux de la santé. Un repas est précédé d'abattement, suivi de fièvre et terminé par évacuation comme une maladie complète.

• 9. L'ivresse, comme toute maladie, commence à l'excitation, arrive à la fièvre, au délire et peut aller au coma et à la mort.

10. Tout ce qui agit sur l'homme, les aliments et les poisons, les venins et les virus, les miasmes et la chaleur, l'électricité et les impressions morales, tout cause selon sa force, outre son effet particulier : excitation, fièvre, délire, prostration, mort.

11. L'excitation, la fièvre, le délire, la prostration et la mort sont des phénomènes nerveux, ils ne laissent aucune trace sur le cadavre; celles que l'on y trouve sont dues à leurs causes ou à des complications.

12. La mort n'est pas toujours précédée de prostration, ni la prostration de fièvre. La violence de la cause peut supprimer les états intermédiaires, la maladie même, et tuer comme la foudre.

13. L'irritation n'est pas toujours suivie de fièvre, ni la fièvre de délire; la maladie peut s'évanouir à toutes les époques de sa durée.

Excitation.

14. L'excitation est l'exaltation d'une fonction. Autant il y a de fonctions, autant il peut y avoir d'excitations.

15. De quelque manière que vous touchiez à un organe, vous l'excitez.

16. Tout ce qui agit fait agir, tout ce qui diminue l'action laisse tomber l'excitation.

17. Plus on est attentif aux causes de l'excitation, plus elles agissent.

18. Le moral supplée au physique, il stimule ou abat.

19. Il y a des idées débilitantes comme il y a des idées qui fortifient.

20. Une pensée peut relever celui qu'une pensée peut abattre.

21. L'excitant n'est tel que par la vitalité, il n'a de force que la sienne.

22. L'excitation normale est à la fois sanguine et nerveuse, elle est générale, elle facilite toutes les fonctions.

23. L'excitation anormale dessèche ou tuméfie, l'excitation normale nourrit.

24. L'excitation cesse d'être normale dès qu'elle trouble la fonction.

25. Rien ne peut ôter l'excitation, elle tombe toujours d'elle-même avec le mouvement qui la cause.

26. L'excitant est relatif: s'il excite moins que l'excitant habituel, il laisse tomber l'excitation.

27. Certains excitants guérissent, même pendant l'irritation, en excitant des fonctions qui languissaient.

28. Pour que l'organe guérisse, il ne faut pas que son excitation dépasse l'excitation normale, mais il faut qu'elle l'atteigne; s'il languit, le mal devient chronique.

29. Quand l'excitant soulage, ce n'est jamais en excitant un organe irrité.

30. L'inflammation est toujours un mal, l'excitation qu'elle irradie est quelquefois un moyen de guérison.

Irritation.

31. L'excitation qui persiste après l'épuisement de sa cause est une irritation.

32. L'irritation est due à la persistance de l'excitation, soit que l'excitant demeure, soit qu'il ait modifié l'organe de manière à le rendre excitant.

33. L'excitation morale s'ajoute à l'irritation physique, comme l'excitation physique à l'excitation morale.

34. L'irritation sanguine augmente l'irritation nerveuse beaucoup plus facilement que l'irritation nerveuse n'augmente l'irritation sanguine.

35. L'irritation purement nerveuse vient et passe subitement.

36. Autant un organe a de fonctions, autant il peut avoir d'irritations différentes.

37. L'irritation peut porter sur la circulation, inflammation; sur l'inervation, névrose; sur les sécrétions, flux; sur la nutrition, hypertrophie, dégénérescence.

38. L'irritation d'un organe peut irradier sur les organes sains une excitation agréable. La phthisie pulmonaire et d'autres maladies commencent ainsi.

39. L'excitation dont on ne voit pas la cause a une cause anormale.

40. Aucune maladie n'est simple, les complications sont innombrables.

41. L'excitation est agréable, l'irritation est pénible.

42. Une douleur annonce quand l'irritation sensible commence.

43. L'excitation est souvent normale, l'irritation est toujours anormale.

44. L'impulsion physiologique est une excitation, l'impulsion pathologique est une irritation.

45. L'excitation c'est la santé, l'irritation c'est la maladie.

46. Jamais il n'est avantageux à un organe de lui faire dépasser l'excitation normale.

47. L'excitation d'un organe peut servir à sa guérison; son irritation, jamais.

48. Le remède qui excite peut être bon, celui qui va plus loin a toujours quelque chose de nuisible.

49. La fièvre nuit à tous les organes.

50. Les irritants sont dangereux, surtout quand on les répète, ils frappent alors des tissus irrités.

51. Plus un organe est irrité, plus il est irritable.

52. En excitant un tissu excité on l'irrite, en excitant un tissu irrité on l'enflamme, en excitant un tissu enflammé on le désorganise.

53. N'agissez sur l'irritation que pour la calmer.

54. Le mal est la cause de l'irritation, l'irritation est la cause de l'inflammation; quand le mal cesse d'irriter, l'inflammation guérit.

55. On s'accoutume toujours au mal qui n'augmente plus, on ne s'accoutume jamais à celui qui augmente: chaque aggravation est un mal nouveau.

56. Le mal qui tue est un mal qui augmente.

57. L'organe irrité en irrite d'autres, il épuise ceux qu'il excite et ceux qu'il n'excite pas.

58. Où il y a atonie il y aura irritation, où il y a irritation il y aura atonie.

59. L'irritation se trouve dans toutes les maladies.

60. Toutes les maladies que l'excitation anormale donne le manque de stimulation normale peut les donner, alors elles sont passives; les toniques conviennent au début.

61. Les maladies de l'anémie commencent aussi par une irritation.

62. Le sang n'est pas la cause de l'irritation, il n'en est que le moyen.

63. Sans irritation il peut y avoir infirmité, non maladie.

64. Jusqu'à ce que l'irritation arrive, les dégénérescences mêmes ne rendent pas malade.

65. L'irritation augmentant la sensibilité des tissus, ne leur permet plus de supporter les excitants habituels; de là l'aggravation pendant l'acuïté.

66. L'irritation nerveuse, quand elle accélère la circulation, peut enflammer et désorganiser; c'est ainsi que les névroses mènent quelquefois à la mort.

67. L'irritation seule est commune à toutes les maladies actives.

Abattement.

68. La privation des excitants normaux abat; l'abattement qui persiste après le retour des excitants est une faiblesse.

69. Une diminution exagérée des forces excite en blessant. L'oiseau jugulé bat des ailes avant de mourir et l'agonisant, quelquefois, semble revenir à la vie au moment de la perdre.

70. Pendant l'excitation, il y a faiblesse où elle ne s'étend pas; pendant la faiblesse, il y a excitation où elle n'existe pas.

71. La faiblesse peut être générale; une excitation momentanée peut l'être aussi.

72. La faiblesse générale est nécessairement terminée par la mort.

73. L'excitation exagérée d'un organe lui nuit par excès et nuit aux autres par privation.

74. L'habitude des excitants les rendant nécessaires, ceux qui sont nuisibles le sont doublement, par leur usage, puis par leur privation.

75. Les excès nuisent pendant et après.

76. Une vie de repos après une vie active est encore plus dangereuse qu'un brusque repos après une grande fatigue.

77. Les fonctions qui ne sont pas stimulées par l'excitant sont abattues par lui.

78. Dans les irritations organiques, il y a faiblesse nerveuse, dans les irritations nerveuses, il y a faiblesse organique.

79. Lorsqu'il y a irritation organique, il faut di-

minuer la nutrition, lorsqu'il y a irritation nerveuse
il faut diminuer les sensations.

80. La vie normale est également loin de la langueur et de l'excitation artificielle. La langueur
devient faiblesse, impuissance, dégénérescence ;
l'excitation devient irritation, inflammation et dégé-
rescence aussi.

81. En demandant trop à un organe, vous l'atro-
phiez; en lui donnant trop vous l'hypertrophiez.

82. Le repos débilite, le travail épuise.

83. Tout ce qui ne nourrit pas épuise, en laissant
le corps s'épuiser. Tout ce qui augmente l'action
sans augmenter la nutrition est une cause d'épuisement.

84. L'abattement précède souvent et suit toujours l'exaltation.

85. Celui que rien n'excite a une cause d'abattement permanente.

86. Quand tout abat, il n'y a plus de remède.

87. La prostration est un abattement complet.
L'abattement survient quand on a besoin de repos;
la prostration, quand on succombe.

88. Vous ne guérirez pas celui qui est abattu en
l'excitant, mais en ménageant ses forces jusqu'à ce
qu'il puisse en prendre de nouvelles.

89. L'abattement résulte d'un long repos comme
d'une grande fatigue.

90. Toute lutte dans laquelle on succombe amène
une défaillance.

91. L'effervescence ou l'abattement de la maladie
peut faire illusion sur la force générale; c'est à la
veille de la maladie qu'il faut la considérer.

92. Un abattement complet n'est bon que pour
diminuer la souffrance; ce n'est pas le repos, c'est
l'action qui entretient la vie.

93. L'adynamie succède à l'irritation quand on n'a pas la force de guérir.

94. Le premier effet général d'un empoisonnement est l'irritation; le second, l'adynamie : plus la dose est forte, plus l'adynamie est prompte.

95. La prostration est plus grave quand elle ne vient pas de l'inflammation que quand elle lui est due.

96. Partout où la faiblesse est grande, l'état est grave.

97. Avant le paroxisme abattement, avant la fièvre frisson, avant le coma faiblesse.

98. L'abattement résulte enfin des remèdes comme de la maladie, il est le dernier terme de tout.

Fièvre.

99. L'irritation, en se développant, devient une névralgie, une inflammation ou une autre maladie; en se généralisant elle devient fièvre.

100. La fièvre est la généralisation d'une irritation.

101. Autant il y a d'espèces d'irritations, autant il y a d'espèces de fièvres.

102. Ce n'est pas la nature de l'irritation, c'est son influence sur le cœur qui fait la fièvre.

103. Une action violente et soutenue a tous les effets d'un accès de fièvre.

104. La fièvre peut exister seule, par une simple irritation, ou compliquer toutes les maladies.

105. La fièvre est en raison de la force de l'excitant, de sa quantité, de sa fixité; de la faiblesse du sujet et de son irritabilité.

106. Toute maladie à un faible degré peut être sans fièvre.

107. La fièvre peut passer sans le mal, quand il n'irrite plus; la maladie alors est devenue chronique.

108. La fièvre peut être avec excès de faiblesse comme avec excès de force.

109. La fièvre peut être à tous degrés, depuis celui où on ne la sent pas jusqu'à celui où elle empêche de vivre.

110. La fièvre est souvent sans inflammation, elle n'est jamais sans irritation.

111. L'inflammation augmente la fièvre, la fièvre augmente l'inflammation.

112. Tout ce qui excite peut allumer la fièvre, ce qui abat le peut encore par la réaction qui suit.

113. Les maladies mêmes qui sont amenées par défaut d'excitation, irritent quand elles sont formées.

114. Tout ce qui agit sur l'irritation, agit sur la fièvre; ce qui calme l'une, calme l'autre.

115. La fièvre est d'autant plus intense que l'irritation est plus près du cerveau ou du cœur, ou plus en rapport avec ces organes.

116. L'engorgement du cerveau, en paralysant les forces, et celui du poumon, en mettant obstacle à la circulation, peuvent retenir la manifestation de la fièvre.

117. Après les organes de la circulation ce sont ceux de la digestion qui ont le plus d'influence sur la fièvre.

118. Les influences morales, les pertubations

d'une névrose peuvent momentanément arrêter la fièvre ou en causer une artificielle.

119. Que la cause de l'irritation soit fixée sur un organe ou répandue dans le sang, la fièvre peut également se manifester.

120. Le danger de la fièvre est surtout dans sa cause.

121. Tant que la fièvre ne diminue pas, le mal augmente.

122. La continuation de la fièvre distingue les métastases des bonnes crises.

123. La perturbation du pouls et de la chaleur naturelle annonce la fièvre.

124. La pertubation de la chaleur amène celle de la circulation ; la pertubation de la circulation amène celle de la chaleur.

125. L'accélération continue du pouls indique, s'il est plein, une inflammation ; s'il est faible, une débilité d'autant plus grande qu'il est plus vif.

126. La tristesse ralentit le pouls, la lenteur de la circulation porte à la tristesse.

127. Quand la circulation seule est troublée, la cause est nerveuse.

128. Quelle que soit la douleur si le pouls est inégal, intermittent ; l'urine aqueuse, l'œil humide, la peau froide, le mal est nerveux.

129. A mesure que la maladie augmente, le pouls s'élève si elle est inflammatoire, il s'abaisse si elle est typhoïde, il devient irrégulier si elle est nerveuse.

130. Dans l'irritation nerveuse, le pouls s'accélère par moments ; dans l'irritation inflammatoire sa vitesse est constante ; s'il y a inflammation et névrose sa vitesse est augmentée ou diminuée par moments.

Le pouls intermittent vient d'une faiblesse nerveuse, le pouls tremblant montre une débilité plus grande.

131. Le pouls est fort dans la force du corps et dans celle du sang, il est mou dans les cas contraires.

132. Le pouls est d'autant plus accéléré que l'irritation est plus grande; elle peut être grande par sa force ou par la faiblesse du sujet.

133. Pouls accéléré et fort, maladies sténiques; pouls accéléré et faible, maladies asténiques. La force indique celle du malade; l'accélération, celle de la maladie.

134. Dès que le pouls diminue, diminuez les sédatifs, et s'il devient intermittent cessez-les.

135. La saignée qui rend le pouls nerveux est inopportune.

136. Si, pendant la saignée, le pouls devient plus petit et plus vif, il faut s'arrêter; le sang manque.

137. La diète est plus efficace que la saignée pour abattre le pouls. Elle calme toutes les maladies inflammatoires et aggrave toutes les névroses.

138. Craignez les aliments quand le pouls monte et la diète quand il descend.

139. Toutes les sédations diminuent le pouls, toutes les irritations l'augmentent.

140. La crise qui ne diminue pas le pouls est mauvaise, celle qui l'accélère fait craindre une métastase, une rechute ou une maladie nouvelle.

141. Le pouls est trompeur quand une maladie du cerveau, de la poitrine ou de l'abdomen met obstacle à la circulation.

142. Pour l'hygiène, il faut considérer le pouls comme pour les maladies. Le pouls vif fait craindre les maladies inflammatoires; le pouls lent, les mala-

dies nerveuses; le pouls faible, les maladies typhoïdes.

143. L'inflammation commence par une fièvre
locale, la fièvre inflammatoire en est la généralisation. Tout ce qui accélère la circulation du sang, ou
augmente sa chaleur, augmente cette fièvre.

144. La fièvre inflammatoire s'élève, s'exalte et
tombe avec l'inflammation.

145. La fièvre qui résulte d'une inflammation
franche, quoique interne, ressemble à la fièvre des
blessures.

146. La fièvre des névroses est capricieuse comme
elles; les émotions la réveillent, les toniques la calment, elle laisse l'appétit; celle des phlegmasies est
fixe, les stimulants l'augmentent, elle craint les aliments.

147. La fièvre purement nerveuse n'est ni continue, ni périodique; elle est irrégulière.

148. La fièvre qui n'est pas purement nerveuse
ou inflammatoire commence par un frisson et finit
par des sueurs.

149. Quand il y a fièvre, la maladie est générale
ou tend à le devenir.

150. La fièvre continue, sans inflammation, est
typhoïde; la fièvre continue, sans typhus, est inflammatoire.

151. Les émanations paludéennes causent la fièvre
intermittente ou la dyssenterie, selon qu'elles ten-
dent à être éliminées par les organes de la digestion
ou par ceux de la circulation.

152. Par la circulation de l'air on prévient beaucoup de fièvres typhoïdes, par celle de l'eau on peut
prévenir toutes les fièvres intermittentes.

153. La fièvre puerpérale est une fièvre inflam-

matoire compliquée de typhus dans les cas contagieux.

154. La fièvre hectique est une fièvre inflammatoire lente.

155. Toute fièvre, même l'hectique, peut guérir, par la cessation de sa cause, tant que la nutrition se fait bien.

156. Pour les fièvres inflammatoires, rafraichis--sants; pour les fièvres éruptives, émollients; pour les fièvres typhoïdes, acides; pour les fièvres intermittentes, amers. Les toniques sont mauvais pendant l'accès et bons à la fin de toutes les fièvres.

157. Les différences des phlegmasies viennent de leurs siéges, celles des fièvres viennent de leurs causes.

Délire.

158. Le spasme est un mouvement anormal involontaire.

159. Le délire est un spasme, un désordre de la pensée.

160. La fièvre est un délire organique; le délire est une fièvre de la pensée.

161. Les sensations présentes se distinguent des souvenirs; mais quand on cesse d'en avoir, les souvenirs semblent des sensations; de là l'erreur des rêves, du délire.

162. Le délire et les rêves se touchent; entre les rêves et le délire il n'y a que le sommeil.

163. La force de l'intelligence repousse longtemps le délire, elle l'augmente quand il est venu.

164. Outre le délire nerveux, il y a d'autres causes de délire.

165. La folie, comme le délire, · n'est souvent qu'un symptôme, sa cause peut être hors du cerveau.

166. Tout ce qui cause le délire peut causer la folie.

167. Un délire non symptômatique est la folie à l'état aigu. La folie symptômatique est un délire chronique.

168. Le délire est sténique, asténique ou spécial. Dans le délire sténique, il y a pléthore ou inflammation; dans le délire asténique, il y a épuisement ou névrose; dans le délire spécial, il y a maladie spéciale ou empoisonnement. Le délire organique est la folie.

169. Quand la maladie est grave, le délire est très grave.

Coma.

170. Après le délire qui empêche de connaître le mal vient le coma qui empêche de le sentir.

171. Le délire est comme un rêve, le coma comme un sommeil.

172. Pendant le coma, la syncope, l'asphyxie et la léthargie, maintenez le corps chaud pour que la vie y puisse revenir.

173. Les frictions, quand elles suffisent, sont préférables aux synapismes et à l'application de la chaleur.

174. Les excitants sont dangereux pendant la fièvre et surtout pendant le délire.

175. La diète, la saignée, les purgatifs, les opiacés et le séjour au lit contribuent à faire venir le délire et la prostration.

176. Plus on est avancé en âge, plus la douleur, le délire, le coma et les convulsions sont graves.

Classification.

177. La douleur, la toux, l'oppression, le vomissement, les flux, les hydropisies, les hémorrhagies, les paralysies, les perversions de sécrétions ou de fonctions sont des symptômes; ils proviennent de causes diverses, et quand ils persévèrent par une lésion durable de l'organe, il y a maladie organique.

178. Les maladies organiques résultent de la déformation, de la lésion ou de la dégénérescence d'un organe; elles proviennent d'une cause extérieure, d'une habitude vicieuse ou d'une autre maladie. (Atrophie, hypertrophie, anévrisme, varices, calculs, kystes, entozoaires, parasites, corps étrangers, blessures.)

179. L'effet particulier de certaines causes délétères produit les maladies spéciales. (Typhus, peste du Levant, fièvre jaune, choléra asiatique, érysipèle, rougeole, scarlatine, variole, suette, grippe, fièvre intermittente, scorbut, goutte, rhumatismes, scrophules, tubercules, syphilis, morve, éléphantiasis, pélagre, dartres, diphthérite, cancer, rage,

coqueluche). Elles sont essentielles, spécifiques; ne passent pas de l'une à l'autre, quoiqu'on puisse les avoir successivement, comme simultanément.

180. Toutes les maladies épidémiques ou contagieuses sont des maladies spéciales, ainsi que celles des empoisonnements par les narcotiques, la digitale, la strychnine, l'acide hydrocyanique, la pustule maligne et les animaux venimeux.

181. La maladie spéciale est un empoisonnement, l'empoisonnement qui a des signes particuliers est une maladie spéciale.

182. Les symptômes qui compliquent la maladie spéciale sans en faire nécessairement partie n'ont rien de particuliers, mais ceux qui en dépendent lui appartiennent, ils en sont les signes. Le bouton de la variole, le chancre induré de la syphilis, la rougeur fugace et œdémateuse de l'érysipèle sont des symptômes particuliers à ces maladies.

183. Les névroses se manifestent par le trouble des fonctions nerveuses. (Névralgie, hypocondrie, hystérie, manie, chorée, catalepsie, épilepsie.) Elles sont intermittentes et sans altération perceptible des organes.

184. La cause des maladies organiques est physique, celle des maladies spéciales est chimique, celle des maladies nerveuses est physiologique.

185. La fixité est un caractère des maladies organiques; la mobilité, des névroses; la particularité, des maladies spéciales.

186. Le traitement des maladies organiques est matériel, celui des maladies spéciales peut être spécifique, celui des névroses est moral. Toujours il doit être hygiénique; c'est la vie qui conserve le malade et l'hygiène qui conserve la vie.

Douleur.

187. La douleur est une sensation pénible, anormale ou exagérée.

188. La douleur est un mal qui en annonce un autre.

189. Une douleur essentielle serait sans cause.

190. Où il y a excès de sensation, il y a douleur; où il y a douleur, il y a excès de sensation.

191. En persistant, toute sensation devient douloureuse, comme toute action devient irritante.

192. La douleur est une espèce d'irritation; elle rend sensible à ce qui la touche et insensible à ce qui s'éloigne d'elle.

193. Dans le plaisir, il y a épanouissement; dans la peine, il y a contraction; dans la douleur, il y a engorgement.

194. Diminuez l'afflux, vous diminuerez la douleur; diminuez la douleur, vous diminuerez l'afflux.

195. Elevez la partie qui souffre.

196. La douleur irrite; beaucoup de maladies commencent par la douleur.

197. La douleur indique mieux le siége du mal que son intensité, le trouble des fonctions indique mieux l'intensité du mal que son siége.

198. Moins on est sensible, plus la douleur annonce de danger.

199. Quand le mal rend insensible, moins on le sent, plus il est grave.

200. La partie qui devient sensible ou insensible devient malade, regardez où le malade porte la main.

201. Ce qui excite le mal rappelle la douleur.

202. La douleur qui, par des causes diverses, revient toujours la même, annonce un mal constant.

203. Une douleur fixe annonce un mal croissant. La douleur tombe d'elle-même quand le mal n'augmente plus.

204. Aucune douleur n'est incurable.

205. Le mal est continu, la douleur est intermittente.

206. Le mal peut être sans douleur; les maladies les plus graves ne sont pas les plus douloureuses.

207. Le mal physique et la douleur se tiennent souvent, mais ils peuvent aller l'un sans l'autre.

208. La douleur est une complication naturelle de l'irritation, elle vient au moment où l'excitation dépasse le point normal.

209. L'intensité de la douleur indique souvent et augmente toujours l'intensité du mal.

210. Jamais la douleur ne diminue le mal, toujours elle l'augmente; tous ses effets sont mauvais, quoique toutes ses indications soient utiles.

211. Arrêtez-vous devant la douleur.

212. Tout ce qui agit sur la douleur l'augmente.

213. Où il y a douleur, le repos est nécessaire.

214. La douleur que le repos ne calme pas est due à une cause permanente : à une lésion ou à un corps étranger.

215. Le plaisir augmente l'action, la peine la diminue, la douleur l'arrête.

216. Toute violence qui ne paralyse pas la sensibilité est douloureuse.

217. Un plaisir excessif devient douloureux, une peine excessive n'est plus sentie.

218. Toute douleur est nerveuse.

Crises.

219. Dans la maladie, il faut considérer sa cause, l'action et son remède, la réaction.

220. Il n'y a pas action s'il n'y a pas eu excitation; il n'y a pas réaction, s'il n'y a pas eu action.

221. Plus l'excitation d'un organe est forte, plus la langueur des organes qui ne sont pas excités est grande.

222. La réaction est le retour de l'excitation sur les organes qui languissaient.

223. Plus l'organe a langui, plus il est sensible à l'excitation qui revient. La réaction est ainsi proportionnée à l'action s'il n'y a pas épuisement.

224. La réaction est une crise; sa nature fait juger la maladie.

225. On peut succomber par la violence de la réaction, comme par son insuffisance.

226. Quand l'excitation n'est pas proportionnée au mal, il y a faiblesse; la guérison est lente.

227. Les grands efforts de l'organisation ramènent à la santé ou mènent à la mort.

228. Des crises emmènent des maladies, d'autres crises en amènent.

229. Tout effort qui ne réussit pas aggrave l'état.

230. Les bonnes crises viennent quand la maladie s'en va; la maladie s'en va quand les bonnes crises viennent.

231. Quand le danger résulte d'une réaction générale, plus la vie est active, plus le danger est grand.

232. Un état anormal peut donner lieu à des pro-

duits anormaux, leur brusque excrétion est une crise.

233. Les crises sèches ont rarement les bons effets des crises avec excrétions.

234. Les crises nerveuses sont préparées et amenées par le manque d'action.

Métastase.

235. Le transport du mal est une métastase.

236. Il n'y a guère de métastase sans aggravation.

237. Tous les maux que la métastase peut amener, la métastase peut les emmener.

238. La métastase ne peut donner lieu qu'à des maux qui peuvent être dus à une même cause.

239. La guérison apparente d'un mal incurable, comme le cancer, la goutte, le rhumatisme, ne peut être qu'une métastase.

240. Les maux erratiques font le triomphe des charlatans, tout semble les faire passer, et le désespoir des médecins, tout semble les faire revenir.

241. Plus la métastase est à craindre, plus les remèdes actifs sont dangereux; ils peuvent la déterminer.

242. La répercution est une métastase.

243. Une révulsion complète serait une métastase.

244. Il est toujours mauvais qu'une métastase remplace la crise.

Sécrétions.

245. Il est rare qu'une maladie éclate tant qu'aucune sécrétion ne s'arrête.

246. Les suppressions de sécrétions causent souvent des maladies et sont encore plus souvent causées par elles.

247 Plus une sécrétion s'éloigne de la sécrétion naturelle, plus sa rétrocession est dangereuse.

248. Selon les dispositions, la même rétrocession peut causer des maladies diverses.

249. Les sécrétions sont augmentées par le relâchement de la faiblesse comme par l'excitation de la force.

250. Plus l'organisation est appauvrie, plus la maladie a de tendance à arrêter les flux normaux et à fluer elle-même.

251. Les maladies sèches sont plus longues que celles qui sécrétent et celles qui tarissent les sécrétions sont plus longues que les unes et les autres.

252. Les maladies nerveuses sont sans excrétions morbides; elles diminuent toutes les sécrétions hors celles des larmes et de l'urine qu'elles augmentent.

253. Où il y a excrétion morbide, il y a eu infection ou dégénérescence.

254. Quand il doit y avoir excrétion, il y a crise.

255. Toute excrétion active est sollicitée par une irritation.

256. Toute sécrétion est active.

257. Ce n'est pas l'inflammation, elle est souvent sèche, c'est l'excitation qui augmente la sécrétion.

258. On excite quelquefois la sécrétion en favorisant l'excrétion, d'autres fois en la retenant.

259. Si la sécrétion est utile, l'astringent est mauvais ; si elle est nuisible, il peut être bon.

260. Il faut que l'exagération ou la persistance de la sécrétion fasse toute là maladie pour que l'astringent guérisse.

261. Plus une ancienne sécrétion s'éloigne de l'état normal, plus sa brusque suppression est dangereuse.

262. Les sécrétions en augmentant s'éclaircissent ; quand il y a augmentation et épaississement, il y a hypérémie.

263. Les maladies qu'une sécrétion extraordinaire fait passer, comme l'hydropisie, peuvent être causées par la suppression d'une sécrétion ordinaire.

264. Plus l'humeur est près d'être évacuée, plus sa rétrocession est dangereuse.

265. L'épanouissement favorise les sécrétions.

266. Les maladies nerveuses n'étant pas dues à la plénitude ne seront pas guéries par les évacuants.

267. L'urine claire demande une nourriture animalisée, l'urine chargée avec sédiment rouge demande le repos et une nourriture végétale.

268. Le dépérissement commence par des urines claires et s'accélère par des urines chargées.

269. Quand la chaleur ne seconde pas l'effet des sudorifiques, ils deviennent diurétiques. Tout devient sédatif par le froid et excitant par la chaleur.

270. L'urine augmente par les sédatifs qui diminuent les autres sécrétions et diminue par les excitants qui les augmentent.

271. Tant que la sensibilité organique n'est pas altérée, l'irritation que causent les matières super-

flues suffit pour en amener l'excrétion. Toute sécrétion exagérée qui ne vient pas d'une maladie
vient d'une mauvaise hygiène, d'un excès d'aliments surtout.

Sueur.

272. Tous les maux sténiques ont la sueur pour
préservatif et pour remède.

273. La sueur est bonne au commencement et à la
fin dans les maladies aiguës, elle peut les faire avorter, elle peut les guérir: elle est bonne dans les
maladies chroniques qui guérissent, elle hâte la fin
dans les maux incurables.

274. Des infusions adoucissantes et la chaleur du
lit suffisent au début et à la fin des maladies aiguës
pour exciter une transpiration utile; pendant la fièvre, il suffit de boire pour suer.

275. Les sueurs de la convalescence doivent être
longtemps respectées.

276. Ceux qui craignent le cancer, la goutte, l'hypocondrie et les dégénérescences doivent entretenir
avec soin les sueurs habituelles.

277. Moins la sueur est normale, plus elle doit
être respectée.

278. Plus la sueur est fœtide, plus sa rétrocession est dangereuse.

279. S'il y a contraction avant que les vaisseaux
qui contiennent la sueur se soient vidés, une rétrocession dangereuse peut avoir lieu.

280. Les sueurs du printemps ont une grande in-

fluence pour la guérison des maladies de l'hiver, et la cessation des sueurs de l'été cause plusieurs des maladies de l'automne.

281. N'augmentez pas la transpiration au printemps, modérez-la en été, entretenez-la en automne, excitez-la en hiver.

282. Une transpiration excessive peut, par épuisement, causer des maladies.

283. Contre l'obésité la sueur est le moins dangereux des remèdes.

284. Une sueur locale annonce une irritation dans la région ou à un organe sympathique.

Toux.

285. La toux n'est pas le rhume, elle n'en est qu'un symptôme.

286. Le nom de rhume doit être reservé au catarrhe bronchique simple.

287. Le besoin de tousser peut être comparé à une démangeaison. Il peut venir d'une sécrétion des bronches, d'un corps étranger, d'une dégénérescence, d'une maladie, d'une sympathie ou d'une disposition nerveuse.

288. Tousser sans expectorer, c'est se fatiguer en pure perte.

289. La toux excite la sécrétion des bronches, elle peut amener une sécrétion anormale, un catarrhe, une hémorrhagie et augmenter le mal qui la cause. Il est toujours mauvais de tousser quand on peut se dispenser de le faire.

290. Toutes les maladies qui appellent la toux peuvent être appelées par elle.

291. Dans les irritations de la poitrine, comme dans celles de l'estomac, il faut éviter de manger fréquemment, la déglutition et la digestion rappelant la toux.

292. La toux nerveuse est capricieuse, sèche ou avec une expectoration légère qui ne mûrit pas. Dans le catarrhe, l'expectoration appelle la toux; dans la névrose, la toux seule appelle l'expectoration.

293. La toux nerveuse peut par son action même devenir catarrhale.

294. La toux qui vient d'une irritation sympathique peut durer plus que celle qui vient des bronches, causer un catarrhe et revenir sèche quand le catarrhe est passé.

295. La toux qui n'est pas catarrhale ne mûrit jamais, elle suit sa cause.

296. L'éternument est une toux de la tête, moins souvent sympathique que celle de la poitrine.

297. L'asthme que la toux ne complique pas est nerveux ou organique.

Catarrhe.

298. Le catarrhe est le flux d'une sécrétion anormale des muqueuses. Il débute souvent par la suppression de la sécrétion normale.

299. Le catarrhe commence avec une irritation qui diminue à mesure que la sécrétion s'épaissit.

Si l'irritation ne diminue pas, il y a phlegmasie. Si la sécrétion ne diminue pas après sa maturité, le catarrhe devient chronique.

300. Le catarrhe peut s'arrêter à l'irritation, à l'inflammation, à la sécrétion ; y guérir ou y rester chronique.

301. Le catarrhe, comme la suppuration, peut résulter d'une prédisposition locale ou générale.

302. Plus la prédisposition était grande, plus la sécrétion le sera ; plus ce qui la détermine a été violent, plus elle est douloureuse.

303. Le catarrhe et l'inflammation sont souvent simultanés et dans la dépendance l'un de l'autre, mais ils peuvent exister isolément. On le voit souvent dans les cas peu graves.

304. Quand l'inflammation qui complique le catarrhe s'étend jusqu'aux tissus sous-muqueux, du sang se mêle au flux, comme on le voit dans la bronchite qui devient pneumonie, et dans la diarrhée dyssentérique.

305. Le catarrhe étant souvent causé par l'air froid et l'inflammation, par les substances irritantes ; les voies respiratoires sont plus sujettes au catarrhe et les digestives à l'inflammation.

306. Les anti-phlogistiques ne sont pas bons contre le catarrhe ; il exige des adoucissants au début, des calmants ensuite et des toniques au déclin.

307. La faiblesse, les catarrhes pulmonaires répétés et la phthisie s'appellent. Dans ces trois cas les exutoires sont nuisibles et les fortifiants conviennent.

308. Les résines balsamiques semblent faciliter la guérison des catarrhes chroniques, celui de la vessie surtout.

Inflammation.

309. La partie qui s'échauffe, rougit et se gonfle, s'enflamme; elle est douloureuse et ses fonctions sont troublées.

310. L'inflammation est toujours locale; la persistance de ses symptômes la caractérise.

311. L'inflammation est une maladie spéciale produite par un excès de chaleur ou de mouvement.

312. Les mouvements anormaux sont des excès de mouvement.

313. L'irritation, quelle que soit sa cause, devient inflammatoire dès qu'elle augmente la chaleur.

314. Que la chaleur vienne du dehors ou du dedans, qu'elle soit développée par une action extérieure ou intérieure, l'inflammation aura également lieu. Quand la cause est faible, l'effet est lent.

315. La brûlure est une inflammation par cause externe, l'inflammation est une brûlure par cause interne. L'inflammation peut avoir tous les degrés de la brûlure, elle peut aller jusqu'à sphacéler un membre.

316. La chaleur qui rougit la peau après un refroidissement est une brûlure légère; ce n'est pas le froid qui a brûlé, tant qu'il dure, rien ne paraît, c'est la réaction de chaleur.

317. Il faut modérer la chaleur après le froid, comme le froid après la chaleur. Beaucoup de phlegmasies viennent de ce qu'on s'est réchauffé trop rapidement.

318. Quand le mouvement augmente, il faut di-

minuer la chaleur; quand la chaleur augmente, il faut diminuer le mouvement.

319. La sensation de chaleur que nous donne un organe, n'est pas en rapport avec sa température seulement, mais avec sa conductibilité; c'est ainsi qu'un point gorgé de liquides peut paraître plus chaud ou plus froid qu'il ne l'est.

320. Ce n'est pas toujours l'irritation qui enflamme, ce sont ses causes.

321. L'inflammation est une complication de l'irritation, elle n'en est pas l'effet nécessaire.

322. L'inflammation est simple si ses causes ne restent pas.

323. L'inflammation peut causer la maladie ou être causée par elle.

324. Plus l'irritation se localise, plus elle peut enflammer.

325. L'inflammation naît d'une irritation et en cause une nouvelle.

326. Tout ce qui irrite peut enflammer, tout ce qui augmente l'irritation peut augmenter l'inflammation.

327. Le mal irrite, l'irritation enflamme et l'inflammation désorganise.

328. La douleur sans inflammation est commune, l'inflammation sans douleur est rare.

329. La douleur précède l'inflammation et la dégénérescence la suit.

330. Plus le corps est loin de l'état normal, plus les dégénérescences sont à craindre.

331. L'inflammation qui complique les maladies n'est pas en raison de leur gravité.

332. Plus la maladie est lente, moins l'inflammation est intense.

333. Ce n'est pas parce que la maladie est chronique qu'elle ne guérit pas, c'est parce qu'elle ne guérit pas, qu'elle est chronique.

334. Les maladies dont on voit la cause sont plus ordinairement inflammatoires que celles dont la cause est cachée.

335. Plus la vie est active, plus les inflammations sont à craindre; plus le régime est excitant, plus elles sont à redouter.

336. Quand on craint une inflammation, il faut craindre tout ce qui excite.

337. Le danger de l'inflammation est moins dans son intensité que dans son siége et dans ses causes.

338. L'inflammation que causent les poisons, les venins, les virus, les contagions, les épidémies, les tubercules, le cancer et les autres maladies spéciales est souvent le moindre de leurs maux et toujours le plus guérissable.

339. L'inflammation guérit d'elle-même, pourvu que la vie se conserve. Oter la cause et conserver les fonctions comprend tout le traitement.

340. Dans l'inflammation, commencez par les rafraîchissants, les émollients, le repos, la diète et finissez avec prudence par les toniques. Le stimulant qui aurait tué au début peut sauver au déclin.

341. La chaleur, même celle du lit, est un excitant qu'il faut éviter tant que l'irritation augmente.

342. Le repos qui n'arrête pas les fonctions normales et la fraîcheur qui ne va pas jusqu'au froid sont spécifiques contre l'inflammation.

343. Si l'inflammation compromet la vie, saignez au début, sans oublier que le médecin qui saigne est un pilote qui jette ses provisions à la mer; plus

le malade aura gardé de sang, plus la convalescence sera courte. Le régime suffit contre la pléthore.

344. Plus la saignée est près de l'invasion, plus elle est efficace ; plus elle est près du déclin, plus elle est dangereuse.

345. Le sang n'est jamais la cause de l'inflammation, quoi qu'il en soit souvent le messager et toujours l'instrument.

346. L'irritation étant un phénomène nerveux, ne peut pas être jugulée et peut être augmentée par les émissions sanguines.

347. Plus l'état adynamique est à craindre et plus il est proche, plus la saignée est nuisible.

348. Plus le sang est altéré, moins on en peut perdre ; la portion altérée est déjà perdue.

349. Tout ce qui complique l'inflammation diminue les bons effets de la saignée et en augmente les mauvais.

350. L'inflammation ne peut se terminer que par résolution.- Les dégénérescences ne terminent pas, elles compliquent l'inflammation.

351. L'induration est une persistance de l'inflammation ou une dégénérescence.

352. On comprend que l'inflammation modifie les tissus, mais elle n'en peut produire de nouveaux.

353.-Un tissu complètement nouveau est l'effet d'un germe parasite, d'une maladie spéciale.

354. La suppuration est une dégénérescence des liquides.

355. L'ulcération est une dégénérescence par décomposition.

356. Le catarrhe et la suppuration sont des complications et non des effets constants de l'inflammation.

357. L'inflammation qui ne devient pas catarrhale, suppurative ou fiévreuse, ne mûrit jamais; elle suit sa cause. Ce n'est pas l'inflammation, c'est sa complication qui mûrit.

358. La gangrène, comme la mort, n'est pas une terminaison de la maladie, mais de la vie.

359. Tant que la gangrène n'arrive qu'aux portions malades, on peut espérer qu'elle se limitera; mais quand elle envahit les parties saines, elle se reproduit; il faut amputer.

360. Un ramollissement anormal succède naturellement à un gonflement anormal.

361. L'inflammation franche, comme la brûlure qui en est le type, n'a point d'incubation; elle continue l'action et peut l'augmenter.

362. Au moment de la blessure, l'inflammation de la blessure n'est pas à son maximum, parce que tout le désordre n'est pas produit; elle augmente par le dérangement des fonctions organiques.

363. Un afflux, quelle que soit sa cause, peut déterminer les effets de l'inflammation et l'inflammation elle-même.

364. Les opérations de la nature pour chasser le mal et celles de l'art pour l'extirper, réussissent d'autant mieux qu'elles enflamment moins, qu'elles s'éloignent moins des conditions ordinaires de la vie.

365. L'inflammation guérit toujours quand rien ne l'entretient. Les antiphlogistiques ne sont que des moyens d'ôter ses causes; ils sont tous sédatifs.

Fièvres typhoïdes.

366. La fièvre du typhus est continue, sans douleur, avec faiblesse générale extrême. Tout ce qui
tend à la putréfaction tend à la produire ; infection,
chaleur, humidité, stagnation de l'air, épuisement
nerveux. Le corps qui, étant mort, se putréfierait le
plus vite, sera pendant la vie le plus exposé au typhus.

367. Le typhus a toujours pour cause un épuisement qui laisse corrompre ou une infection qui
corrompt.

368. Quand on craint de geler, il faut éviter ce
qui réfroidit ; quand on craint le typhus, il faut éviter ce qui corrompt.

369. Les alcalis hâtent la putréfaction, les acides
la retardent.

370. Plus la nourriture est putrescible, plus elle
est dangereuse ; son danger augmente quand la digestion est imparfaite.

371. Le typhus a des complications nombreuses,
il peut amener la plupart des maladies et toutes
peuvent l'amener.

372. Toute fièvre peut devenir typhoïde.

373. La fièvre jaune, le vomissement noir et la
peste du Levant sont des complications spéciales du
typhus.

374. La contagion des fièvres typhoïdes a souvent
lieu avec celle de leurs complications.

375. On est moins sujet au typhus quand on l'a
eu, mais si on le reprend il est plus grave.

376. Les préservatifs de la putridité sont ses

principaux remèdes. Il faut veiller sur toutes les sécrétions.

377. Le régime doit être principalement végétal dans les fièvres continues et animalisé dans les fièvres intermittentes.

378. On ne doit pas proportionner le tonique au besoin qu'a le malade d'être fortifié, mais à la force d'assimilation qui lui reste.

379. Après les aliments les tisanes, après les tisanes les lotions, après les lotions les onctions, après les onctions les émanations, et toujours air pur, chaleur et lumière selon l'état.

380. Toute médication active usant les forces aggrave les fièvres typhoïdes. La médecine antiphlogistique est la plus nuisible, celle des évacuants vient après, celle des excitants ensuite.

381. Aucun révulsif ne peut être bon contre une maladie générale.

382. Les purgatifs au début de la fièvre typhoïde augmentent l'irritation intestinale et la faiblesse ; pendant sa durée, ils causent souvent des diarrhées dangereuses.

383. Dans les maladies sans fièvre prenez garde au mal, dans les maladies avec fièvre prenez garde au remède.

384. Avec le typhus, les symptômes sont trompeurs, il faut jusqu'à la fin espérer et craindre.

385. Quand le climat est froid et que la saison a été chaude, les accidents nerveux sont à redouter.

386. Les fièvres typhoïdes développent le tempérament nerveux.

387. Au commencement de la convalescence, une rechute mortelle est à craindre si l'on satisfait entièrement l'appétit.

Fièvres intermittentes.

388. L'accès des fièvres intermittentes est nerveux pendant le froid, inflammatoire pendant le chaud.

389. Les émanations des marais et celles qui leurs sont analogues, causent la fièvre intermittente.

390. La fièvre intermittente cessera d'être endémique par la culture des terres, la fièvre typhoïde cessera d'être épidémique par la salubrité des habitations.

391. Plus un pays se peuple, plus la fièvre intermittente y devient rare et la typhoïde commune.

392. La fièvre intermittente, dans les lieux où elle est endémique, vient compliquer la plupart des maladies ; la fièvre typhoïde aussi est endémique dans les endroits où elle frappe ordinairement les malades.

393. Un accident, un affaiblissement fait éclater la maladie chez celui qui en a le germe.

394. Quand l'élimination n'est pas suffisante, le système nerveux succombe.

395. Toutes les névralgies dont l'intermittence est régulière tiennent de la fièvre intermittente, toutes les fièvres continues qui ne sont pas inflammatoires, tiennent de la fièvre typhoïde.

396. Il y a souvent complication de fièvre continue et de fièvre intermittente. Dans ce cas, la fièvre typhoïde est moins grave. Quand il est dans toute sa force, le typhus arrête ou masque les maladies qui ne dépendent pas de lui.

397. C'est pendant l'apyrexie que l'accès se prépare, c'est pendant l'apyrexie que le fébrifuge doit agir. Ne faites pas sentir à la fois le remède et le mal.

398. Si pourtant l'accès menace d'être mortèl par sa violence et sa durée, par le délire ou le coma qui s'y joint, on donne immédiatement le sulfate de quinine à haute dose.

Fièvres éruptives.

399. La variole, la rougeole et la scarlatine sont des fièvres éruptives; elles semblent épuiser leur cause, la jeter au dehors, elles sont contagieuses, ne reviennent plus ou ne reviennent qu'affaiblies.

400. L'érysipèle n'a pas la marche régulière des fièvres éruptives, il récidive et ne paraît pas contagieux. Les éruptions et la gastro-eutérite de la fièvre typhoïde en semblent l'effet plutôt que la cause. Aucune de ces maladies ne devient chronique; elles suivent leurs cours ou donnent la mort.

401. La fièvre enflammatoire vient après la blessure, les fièvres éruptives viennent avant.

402. Les éruptions sont des blessures de l'organe éliminateur, plus elles doivent être violentes, plus la fièvre préliminaire est courte.

403. Les muqueuses étant, comme la peau, des organes d'élimination, peuvent être frappées aussi par les fièvres éruptives.

404. Les poisons minéraux, comme les miasmes

éruptifs, se portent sur les organes d'éliminations ;
les poisons végétaux, comme les miasmes des marais, frappent surtout les organes intérieurs.

405. La période d'incubation distingué l'infection
des autres causes de maladies.

406. En excitant les éruptions, on peut les aggraver, en les contrariant on peut causer la mort.

407. Il est toujours mauvais d'augmenter une fièvre, il n'est pas toujours bon de l'arrêter.

408. Dans les fièvres éruptives, facilitez les fonctions du malade et celles de la maladie ; ne traitez
que les complications.

409. Que l'air entre tiède dans la chambre du malade et qu'il en ressorte bientôt.

Epidémie.

410. L'endémié vient du lieu, l'épidémie vient du
temps, la contagion vient des personnes. Eviter le
lieu, s'abriter du temps, s'isoler des personnes en
est la prophylaxie.

411. S'éloigner du foyer épidémique, c'est éloigner un combustible de l'incendie.

412. L'épidémie peut être endémique et contagieuse.

413. Telle maladie devient contagieuse par sa
violence et épidémique par sa contagion.

414. Les émanations contagieuses, les miasmes
pour reproduire des maladies identiques doivent
être des molécules organisées.

415. La contagion est une génération.

416. Le produit des semences de la contagion, comme des plantes, varie selon le lieu où elles tombent.

417. Le principe des fièvres intermittentes et celui des fièvres typhoïdes paraît souvent dans les épidémies.

418. La fixité des conditions atmosphériques peut produire l'épidémie et leurs variations la transporter.

419. La chaleur facilite la contagion, l'humidité l'aggrave.

420. Plus la maladie contagieuse est intense, plus elle est contagieuse.

421. L'infection est en raison de la qualité et de la quantité du virus introduit.

422. Les poisons qui agissent par la vitalité diffèrent des poisons qui agissent contre; ils peuvent être d'autant plus dangereux que la vitalité est plus grande. Les miasmes de la dyssenterie contagieuse semblent être dans ce cas.

423. Les fièvres typhoïdes sont plus contagieuses au déclin; les exanthématiques au début.

424. Les germes des maladies contagieuses sont surtout dans les excrétions.

425. Dans les émanations putrides, il y a des gaz et des molécules. En recouvrant les immondices, on se met à l'abri des molécules plus dangereuses que les gaz.

426. Les molécules putrides n'atteignent pas tout le monde et frappent diversement: on peut les comparer à la mitraille.

427. Toutes les maladies contagieuses le sont da-

vantage dans la débauche, par l'excitation et l'épuisement.

428. Plus il y a d'analogie entre les sujets, plus la contagion est à craindre.

429. En famille, la différence des sexes et des âges diminue les chances de contagion que les réunions contraires augmentent.

430. Réunir des malades, c'est les exposer et, dans les cas de contagion, c'est les compromettre.

431. Les hôpitaux inoculent plus de maladies qu'ils n'en guérissent.

432. Les émanations agissent par leur masse, plus elles sont divisées, moins elles ont de puissance. Il faut, dans les campagnes, varier les cultures et dans les villes, mêler les états.

433. Plus l'art intervient, plus les épidémies sont rares, les contagions limitées et les endémies circonscrites.

434. Les épidémies éclatent chez les pauvres et se propagent chez les riches.

435. L'intensité des fièvres miasmatiques est en raison de la force des miasmes, de leur quantité, de la faiblesse des sujets, des complications qui les accompagnent et d'une prédisposition particulière.

436. Plus on est robuste, plus on absorbe; plus on est actif, plus on élimine.

437. La fièvre intermittente n'est pas contagieuse, parce que l'homme ne peut fournir les éléments de putridité végétale qui la causent.

438. Si la fièvre typhoïde n'était pas contagieuse, pourquoi penserait-on qu'elle l'est? On ne le pense pas de la fièvre intermittente, plus endémique et plus épidémique qu'elle.

439. Rien n'est toujours contagieux.

440. Les lésions ne résultent pas directement des miasmes, mais de leurs effets.

441. Les odeurs peuvent être des poussières comme des gaz, elles sont souvent des molécules entraînées par l'évaporation.

442. Le meilleur anti-putride est un air pur, sec et frais, sans cesse renouvelé. Contre les foyers, les absorbants, le chlore, les acides volatils et les essences ont leur emploi.

443. Les émissions sanguines réussissent rarement contre les maladies épidémiques ; elles ne sont pas dues à la pléthore.

444. Les maladies nerveuses ne peuvent être contagieuses que par imitation.

445. En devenant chroniques, beaucoup de maladies cessent d'être contagieuses : la cause a pu disparaître et l'effet continuer.

446. Ce n'est pas en épuisant leur venin que les épidémies disparaissent, c'est en épuisant leurs victimes. Ceux qui étaient sensibles à leurs coups sont tombés.

447. Si une maladie contagieuse n'épuisait pas la susceptibilité du malade, qui nécessairement s'infecte lui-même, il n'en guérirait jamais.

448. La météorologie ne suffit pas pour donner la raison des constitutions médicales, les émanations y sont pour beaucoup.

Phthisie.

449. La phthisie tuberculeuse est une maladie générale qui se manifeste surtout aux poumons ; tout

ce qui fatigue ces organes, tout ce qui diminue la nutrition tend à la produire.

450. Il y a phthisie quand il y a ulcération des poumons avec dépérissement général. Les tubercules ne l'amènent pas toujours et d'autres causes peuvent l'amener.

451. Tout ce qui peut ulcérer les poumons peut rendre phthisique.

452. Toutes les prédispositions à l'ulcération sont des prédispositions à la phthisie, comme le catarrhe, l'hémoptysie, les scrophules et la syphilis.

453. Quand l'expectoration a des stries de sang, il en faut rechercher la cause pour n'y plus donner lieu.

454. L'hémoptysie qui résulte de l'excitation vénérienne, rend phthisique si l'on continue. Ce genre de phthisie frappe plus ordinairement les hommes; il n'est pas rare dans l'âge mûr.

455. Les scrophules, qui semblent le premier état de la tuberculose ou le dernier de la syphilis, en sont seulement alors une complication.

456. Le carreau peut être dû à une inflammation chronique des glandes du mésentère, à leur engorgement scrophuleux ou à leur taberculisation. Son pronostic est dans le diagnostic.

457. La phthisie est contagieuse quand sa cause l'est.

458. Une personne grasse qui se croit phthisique ne l'est pas.

459. La phthisie porte à l'avarice.

460. Les purgatifs, les saignées, les exutoires, les irritants, les médicaments minéraux surtout contribuent à développer la phthisie et l'aggravent; on en peut guérir par l'abstention de tous médica-

ments, une nourriture animalisée abondante, un air pur et doux et une gymnastique bien entendue.

461. Un air peu oxigéné ménagera le phthisique, mais comment guérir dans une athmosphère qui donnerait la maladie si on ne l'avait pas?

462. Dans toutes dégénérescences conservez in-tactes la nutrition et les sécrétions.

Syphilis.

463. La blennorrhagie, le chancre et la syphilis sont trois maladies distinctes; elles peuvent être prises simultanément, mais elles ne passent jamais de l'une à l'autre.

464. Le chancre induré est une complication de chancre et de syphilis.

465. Il n'est pas nécessaire que le chancre soit vénérien pour qu'il s'indure; tout ulcère peut s'in-durer en se compliquant de syphilis.

466. La blennorrhagie et le chancre, étant des maladies locales, ne peuvent être héréditaires que par infection au passage.

467. La blennorrhagie et le chancre se communiquent par le contact de leurs sécrétions sur les par-ties susceptibles d'en être affectées.

468. Toutes les humeurs frappées par la syphilis peuvent la communiquer par tous les points que l'épiderme ne protége pas.

469. Un contact intime, l'allaitement, l'union des sexes communiquent la syphilis seule, et plus sû-rement encore avec le chancre et la blennorrhagie.

470. La syphilis, prise avec la blennorrhagie ou le chancre semble leur succéder, parce que son incubation est plus longue.

471. L'échauffement, l'écoulement non-contagieux n'a pas d'incubation, il succède à l'irritation ; la blennorrhagie en a un pendant lequel on ne sent rien.

472. Plus l'incubation de la blennorrhagie a été longue, plus elle apparaît grave.

473. Les émollients généraux et locaux d'abord, puis les astringents sur les tissus malades et enfin les toniques généraux guérissent de la blennorrhagie. Les caustiques sont dangereux et très dangereux au début.

474. La cautérisation au début, les applications mercurielles ensuite, guérissent très bien du chancre et peuvent empêcher le développement des germes syphilitiques qu'il porte souvent avec lui.

475. Plus les chancres sont superficiels, mieux on en guérit, quelle que soit leur étendue.

476. La syphilis est d'abord à la peau ; elle devient profonde à mesure que le malade s'affaiblit.

477. Elle produit des éruptions verdâtres, des pustules rouges, des taches cuivrées, des ulcérations à bords taillés à pic, des indurations profondes et des végétations suppurantes.

478. La syphilis, comme le cancer, indure, puis ronge les tissus frappés.

479. La vitalité du malade peut triompher de la syphilis ; on lui vient en aide en l'excitant par les sudorifiques ou le mercure. Le traitement doit être dépuratif, modéré et interrompu s'il devient trop long. Il importe de conserver la santé générale.

480. Moins le mercure agit, pourvu qu'il agisse,

mieux il agit. Ses bons effets évidents, merveilleux mêmes pour le chancre, restent souvent douteux pour la syphilis.

481. La cachexie que le mercure donne enfin, empêche la guérison de la syphilis.

482. La syphilis et le mercure amènent souvent la phthisie pulmonaire.

483. Le bubon peut compliquer la blennorrhagie, le chancre et la syphilis, qu'il annonce souvent; mais il diffère dans ces trois cas. Sa gravité est en rapport avec sa cause et la santé générale.

484. Les aliments irritants sont nuisibles dans les maladies vénériennes, comme dans toute dégénérescence, quelle que soit sa cause.

Dégénérescences.

485. L'excitation augmente les mouvements moléculaires de composition et de décomposition. Selon la nature, la force et la durée de l'excitation, l'un de ces mouvements peut dominer l'autre.

486. La nutrition générale a une grande influence sur l'organe excité; elle favorise l'hypertrophie quand elle est puissante et l'atrophie quand elle languit.

487. Des dégénérescences ont lieu quand les tissus de l'organe s'atrophient ou s'hypertrophient inégalement. Elles ont encore lieu quand les germes d'une production nouvelle se développent, comme dans les tubercules et le cancer.

488. Il peut y avoir des dégénérescences par causes nerveuses, elles sont toujours très lentes ; il y en a par causes organiques, elles sont toujours locales ; les plus fréquentes et les plus dangereuses ont des causes spéciales.

489. Pour que la nutrition soit bonne, il ne suffit pas qu'elle soit puissante, il faut qu'elle soit égale.

490. L'atrophie et l'hypertrophie qui n'arrêtent pas les fonctions sont toujours curables ; quand on n'en guérit pas, c'est que la cause persiste.

491. L'atrophie, comme l'hypertrophie, est une infirmité plus qu'une maladie.

492. Tout ce qui diminue la circulation, prédispose aux dégénérescences ; ce qui l'augmente, y prédispose aussi.

493. Quelle que soit sa cause, une irritation prolongée peut amener une dégénérescence.

494. Un liquide extravasé, comme un tissu déformé, peut causer la dégénérescence. Rappelez par de douces frictions la circulation dans les meurtrissures.

495. Certaines dégénérescences se forment, comme la pierre, dans la vessie, sur un corps étranger ou devenu tel. Les calculs sont des dégénérescences de sécrétions.

496. Lorsqu'il y a désorganisation, il y aura élimination ; plus la vitalité est grande, plus l'élimination sera prompte et la maladie intense.

497. L'effet du mal et de la nature qui tend à l'éliminer constituent la maladie. Si vous contrariez l'élimination, vous aggravez l'état ; si vous l'excitez vous le rendez insupportable.

498. Il faut toujours, quand la maladie a eu un corps, qu'une élimination en enlève le cadavre.

499. Il y a des dégénérescences qui succèdent aux désorganisations, et il y en a qui les causent.

500. Plusieurs dégénérescences sont des monstruosités par dérangement de la nutrition locale.

501. Les tumeurs rongeantes, comme le cancer, ne peuvent faire de kyste, elles en détruiraient l'enveloppe.

502. Les tumeurs qui ont la propriété d'irradier dans les tissus, ont celle de se reproduire.

503. La cause des dégénérescences spéciales irritant, on peut les croire dues à une simple irritation; mais ce que l'irritation ne produit pas naturellement, a nécessairement une autre cause.

Maladies de la peau.

504. Des parasites causent une sorte de dégénérescence; beaucoup de dermatoses leur sont dues.

505. Si, comme leurs livres le disent, la lèpre des juifs croissait aussi sur les vêtements et les murailles, elle était évidemment due à une végétation parasite.

506. Tous les corps qui attaquent la peau ou y restent attachés, y sont nuisibles. L'eau tiède est le meilleur des cosmétiques, le seul sans défaut.

507. Les parasites extérieurs peuvent être tués par les essences, par le soufre et par le mercure.

508. La force de la santé et celle des maladies repoussent les parasites.

509. La démangeaison est la sensation d'un corps

étranger qui incommode; y toucher sans l'enlever, c'est la rendre plus vive.

510. La démangeaison indique un corps étranger: au début des maux elle annonce l'invasion; à l'époque d'élimination, la guérison.

511. Les aliments irritants pour l'estomac le sont aussi pour la peau. Soignez la peau dans les maladies de l'estomac; soignez l'estomac dans les maladies de la peau.

512. Quand la peau reste sèche dans une de ses parties ou quand elle y est toujours baignée de sueur, craignez une dermatose.

513. Moins la peau est extensible dans une partie, plus ses maladies y sont graves.

514. Les maladies de la peau ne seront bien connues que quand on y distinguera celles des différents organes qui la composent.

515. L'ulcération a lieu par la perte d'un des éléments du tissu.

516. Dans les ulcères rougeants, le travail ne se fait pas du point rongé à la partie saine, mais de la partie saine au point rongé.

517. Il y a une prédisposition à la suppuration, comme aux autres dégénérescences. Une suppuration prédispose à une autre. Cela montre le danger des exutoires.

518. Entamer une peau œdémateuse, c'est y appeler la gangrène par la section des filets nerveux et des vaisseaux qui contribuaient à la nourrir.

519. Les préparations sulfureuses, quand la dermatose est due à des parasites, les astringents, quand elle est entretenue par une sécrétion morbide, sont les plus puissants et les moins dangereux remèdes. Si une répercussion est à craindre, on se

borne à un régime doux, aux onctions et aux lotions émollientes.

520. La répercussion est à craindre quand la dermatose est entretenue par une cause interne.

Cancer.

521. Le cancer pouvant attaquer tous les organes, doit avoir son siége dans un tissu commun à tous ou dans une humeur qui les baigne tous. Il a probablement un germe particulier qui se développe dans la lymphe.

522. Le cancer qui frappe successivement plusieurs parties, n'est pas guidé par leurs sympathies, comme l'inflammation ou la névrose.

523. Les tumeurs qui surviennent inopinément aux deux seins à la fois, ne sont pas cancéreuses.

524. Un kyste peut devenir cancéreux, mais le cancer ne commence jamais par la formation d'un kyste.

525. En tourmentant une tumeur, on peut la rendre cancéreuse et on ne peut pas l'empêcher de le devenir.

526. L'excitant qui ne triomphe pas d'un mal, l'aggrave; il aggrave toujours le cancer, car on n'en triomphe jamais.

527. Ne touchez au cancer que pour l'extirper, n'y pensez que pour l'oublier.

528. Les sueurs supprimées peuvent faire développer le cancer; rétablies, elles en sont le meilleur

palliatif, et, après son extirpation, elles peuvent l'empêcher de se reproduire.

529. Les causes que l'on assigne au cancer, sont celles de toutes les dégénérescences ; elles ne sont que prédisposantes ou occasionnelles, il y a une cause spéciale.

Maladies du cœur.

530. Les fonctions du cœur peuvent être troublées par une névrose, par une inflammation ou par une lésion de cet organe.

531. Les palpitations, les syncopes, l'oppression, une douleur dans la région précordiale, peuvent résulter de la névrose seule. Un pouls lent et sec, des idées tristes, une tendance aux larmes et des urines aqueuses la font reconnaître.

532. Quand l'anémie, la chlorose s'y joint, les palpitations sont plus fortes, la difficulté de respirer et l'anxiété sont plus grandes.

533. Dans l'irritation inflammatoire du cœur, une fièvre continue violente se joint aux troubles de la circulation.

534. Les signes de la pléthore et le développement du cœur annoncent son hypertrophie.

535. L'anévrysme du cœur est l'agrandissement d'une de ses cavités, dont les parois s'amincissent alors de plus en plus. Cette maladie succède à l'inflammation et quelquefois aux névroses ; elle est causée surtout par l'excès des mouvements de l'organe. Plus elle avance, plus le trouble de la circu-

lation est grand. Tout exercice violent ramène les accès ; une coloration violette aux lèvres tuméfiées et aux joues précède un œdème d'abord partiel, enfin général et sans remède.

536. Quand la maladie est nerveuse, il faut entretenir la santé générale, éviter toutes les passions, tout ce qui fait battre le cœur irrégulièrement et tous les remèdes.

537. Quand il y a inflammation : saignée. Pour l'anévrysme, repos complet, diète prolongée. S'il y a névrose et anévrysme : repos, adoucissants.

Rage.

538. La rage est la plus violente des maladies, elle est toujurs au maximum.

539. Une connaissance exacté des modifications qu'éprouve la salive des enragés ferait peut-être trouver un spécifique contre la maladie.

540. Comment dans la rage n'a-t-on pas essayé d'agir sur la salive qui continue d'infecter sà victime ?

541. Si la ragé peut être prévenue ou guérie, ce doit être par quelque salivation.

542. De tous les animaux féroces ou veniméux qui restent en Europe, le chien est certainement celui qui blesse le plus grand nombre d'hommes et en fait le plus périr dans les transes d'un mal épouventable.

Névroses.

543. L'excitation anormale des nerfs est une névrose, leur irritation est une névralgie, leur inflammation est une névrite. La névrose est mobile, la névralgie est intermittente, la névrite est fixe.

544. Les névroses sont sans altération visible des organes. Les unes diffèrent seulement par leur siége, comme les inflammations (Névralgie faciale, gastralgie, entéralgie, cardialgie). Les autres ont des symptômes particuliers, comme les maladies spéciales (Epilepsie, chorée, hystérie, éclampsie).

545. Les névroses peuvent être essentielles, symptômatiques ou coïncider avec d'autres maladies. Avec la névrite et la névralgie, il y a toujours névrose.

546. La névrose s'étend plus que la névralgie, la névralgie s'étend plus que la névrite.

547. Après la névrose, névralgie; après la névralgie, spasme, prostration et mort.

548. La névrose précède quelquefois et suit souvent l'inflammation.

549. La névrose peut exister avec la pléthore quoiqu'elle soit plus fréquente dans l'anémie qui l'aggrave toujours.

550. L'inflammation change le mouvement en chaleur, la névrose change la chaleur en mouvement.

551. La névrose qui amène l'inflammation est rarement durable.

552. L'action amène le paroxisme inflammatoire, le repos amène le paroxisme nerveux.

553. Vous guérirez les inflammations par le repos et les névroses par le travail.

554. Les mouvements réguliers qui ne vont pas jusqu'à la fatigue, guérissent des spasmes chroniques mieux qu'un repos complet.

555. Il suffit dans la langueur d'exciter la circulation par l'exercice, et pendant l'irritation de la calmer par le repos. La suite fatale des maladies nerveuses est dans l'oubli de ce principe.

556. La langueur mène à l'irritation par la souffrance, l'irritation nerveuse mène à l'inflammation par la fièvre; plus la circulation est accélérée, plus l'inflammation est à craindre.

557. La langueur amène la tristesse, comme la tristesse la langueur.

558. Les pensées tristes viennent des dispositions intérieures, comme des impressions extérieures; elles doivent être attaquées dans leurs causes.

559. On périt par les imperfections morales, comme par les imperfections physiques.

560. C'est surtout dans l'inflammation que leur traitement amène enfin qu'est le danger des maladies nerveuses.

561. Les excitants pendant la langueur amènent l'irritation; les opiacés, les antispasmodiques pendant l'irritation amènent l'inflammation; les antiphlogistiques, les saignées augmentent la névrose; les purgatifs augmentent l'une et l'autre.

562. Les névroses passent mieux par ce que l'on ne fait pas que par ce que l'on fait. Il faut se fortifier sans les exciter.

563. Tant que la nutrition se fait bien et qu'on

ne leur applique point de médicaments, les névroses peuvent guérir.

564. La maladie nerveuse qui se fixe et se prolonge jusqu'à ce que l'organe se soit renouvelé sous son influence, devient organique.

565. La disposition de l'esprit change celle des organes, la disposition des organes change celle de l'esprit.

566. La peine contracte, elle est excitante d'abord, débilitante à la longue.

567. Dans la douleur, les fibres contractées à l'excès se relâchent, comme dans l'extrême plaisir les fibres épanouies à l'excès se contractent bientôt. Les sentiments opposés se succèdent.

568. Une attention extrême suspend les sécrétions.

569. L'attention suspend les fonctions qui s'éloignent d'elle. Elle peut suspendre jusqu'aux fonctions indépendantes de la volonté et laisser mourrir. Les grandes émotions en fournissent des exemples.

570. Les maladies portent souvent à des sentiments qui les aggravent : celles du cœur à la colère, celles du poumon à la vivacité, celles de l'estomac à la tristesse.

571. L'extrême sensibilité qui mène à l'hypocondrie prédispose aux maladies du cœur par la fréquence et la force des émotions.

572. Les palpitations sont un symptôme nerveux : tant qu'elles laissent des intervalles où le rhythme est parfait, il n'y a pas maladie organique.

573 Les personnes qui craignent le plus le mal sont celles qu'il blesse le plus, leur sensibilité en augmente l'effet.

574. Les maladies nerveuses n'ont de dangers qu'en empêchant des fonctions nécessaires.

575. Tant qu'une maladie nerveuse laisse des intervales de santé parfaite, elle ne compromet pas la vie.

576. Les maux nerveux donnent l'idée, non le sentiment de la maladie.

577. Les névroses peuvent donner lieu aux effets de toutes les maladies non spéciales; celles-ci n'ont qu'une cause toujours la même.

Hypocondrie.

578. Les phénomènes de la maladie étant une exagération des phénomènes de la santé, l'hypocondriaque dont les sensations sont exagérées voit dans la santé toutes les maladies, comme il voit dans le bonheur la perspective de tous les maux.

579. Ce n'est pas ce qu'il doit craindre que l'hypocondriaque craint, c'est ce qui l'effraye. Jamais ses craintes ne se réalisent et toujours il en a de nouvelles.

580. Nul, à l'exception d'un fou, n'est à la fois plus courageux et plus timide, plus hardi et plus peureux qu'un hypocondriaque.

581. Guérissez de ses craintes un hypocondriaque confirmé vous n'aurez rien fait, il en aura d'autres.

582 On s'accoutume à craindre comme à espérer. Ceux qui font abus d'espérances feront excès de craintes.

583. On ne guérit pas un malade imaginaire en le trompant ni en le détrompant, mais en le distrayant.

584. Si les maladies imaginaires pouvaient être guéries par le mensonge, on les guérirait plus sûrement encore par la vérité. Ce n'est pas dans l'idée qu'est la maladie, c'est dans l'entendement.

585. L'excès de sensibilité et la force de l'attention font les hypocondriaques.

586. L'égoïsme ne cause pas l'hypocondrie, au contraire, mais l'hypocondrie peut rendre égoïste.

587. L'hypocondrie rend timide, la timidité rend hypocondriaque.

588. Toute croyance exagérée porte à l'hypocondrie; ramenez sans cesse à l'expérience.

589. Ce qui rend bilieux rend hypocondriaque, ce qui rend hypocondriaque rend bilieux. L'ascétisme plus que toute autre cause a ce double effet.

590. L'hypocondrie est plus grave avec le tempérament bilieux qu'avec le nerveux; ce sont les personnes sanguines qui en guérissent le mieux et les lymphatiques qui en sont le moins souvent atteintes.

591 Les besoins non satisfaits appellent l'hypocondrie.

592. L'habitude des pensées profondes mène à l'hypocondrie, elle grave les pensées tristes.

593. La sensibilité augmente le mauvais effet de tout ce qui est mauvais, et l'attention le fixe.

594 Détournez l'attention de ce qui frappe.

595. Plus une idée est fâcheuse, plus elle est irritante; plus elle est irritante, plus elle se fixe; quand on ne peut plus la chasser, il y a maladie.

596. Quand on a éprouvé une peine habituelle ou très vive, elle se réveille à la moindre cause et même

sans cause. Il faut changer les habitudes qui s'y rattachent.

597. Evitez les habitudes que donnent la tristesse, les maladies, la vieillesse et les infirmités.

598. L'hypocondrie est contagieuse, la fréquentation des personnes qui ne partagent ni ne blessent les croyances de l'hypocondriaque est excellente pour sa guérison.

599. Bien nourrir le corps, changer les habitudes et reposer l'esprit comprend tout le traitement des hypocondriaques; ce n'est pas en les faisant penser, c'est en les faisant agir que vous les guérirez.

600. Traitez à la campagne celui qui a pris une maladie nerveuse à la ville.

601. Le vrai danger de l'hypocondrie est dans les précautions exagérées qu'elle fait prendre, dans les remèdes qu'elle fait faire.

602. On peut se tuer par l'hygiène comme par les médicaments; en exagérant ce qui préserve d'une maladie, on en prend une autre.

603. Celui qui cherche son soulagement dans l'ivresse aggrave son état et prend le chemin du suicide.

604. L'hypocondriaque traité par les saignées mourra promptement; par les purgatifs, sûrement; par les antispasmodiques, cruellement.

605. Ce sont les maladies que l'imagination peut donner qui guérissent le mieux par des remèdes imaginaires.

606. Un remède imaginaire peut contribuer à la guérison en y faisant croire.

607. Partout où il y a de l'imagination dans le mal, il faut qu'il y en ait dans le remède.

608. Peu de médicaments produisent un bon effet si on les croit incapables de les produire.

609. Il faut croire aux drogues pour qu'elles fassent des miracles. Avec la foi, tout en fait, sans la foi rien n'en peut produire.

610. Une idée fausse fait autant d'effet qu'une vraie; elle peut rendre malade ou guérir.

611. L'hypocondrie commence quand une crainte se fixe.

612. Dans l'hypocondrie, il y a exagération; dans la folie, perversion.

Folie.

613. Ce ne sont pas les erreurs de la raison qui caractérisent la folie; tout le monde y est sujet, ce sont celles des instincts.

614. Quand une idée revient sans cesse, il y a excitation au cerveau; quand on ne peut plus la chasser il y a irritation.

615. L'excitation continuelle de l'esprit ou son abattement complet présage la folie.

616. Fuir les hommes en s'exagérant leurs torts annonce une sensibilité maladive.

617. Plus les instincts sont forts, plus on est loin de la folie; plus le raisonnement les affaiblit, plus on en est près.

618. Plus la raison est forte, plus les instincts sont faibles.

619. Les instincts égoïstes conservateurs de l'in-

dividu sont plus loin de la folie que les passions gé-
néréuses, conservatrices de l'espèce.

620. Ce qui peut enivrer peut rendre fou.

621. Les causes de l'ivresse sont des causes de
folie quand elles rendent l'ivresse chronique.

622. Quand le système nerveux est affaibli, les
fonctions qu'il est forcé de continuer l'irritent, et
chaque irritation l'épuise encore.

623. La démence est une paralysie commençante
de la pensée.

624. La démence, comme la paralysie sénile, commence par la faiblesse; elle est un effet de l'épuisement.

625. Perversion de la pensée, folie; affaiblissement, démence; incapacité, imbécilité.

Causes.

626. Une main excitée par le travail s'échauffe et
se gonfle, en continuant elle s'enflammerait. Pendant le repos de la nuit tombe l'excitation du jour;
s'il y a irritation, il faut un plus long repos.

627. En reprenant le même travail chaque fois
que l'excitation est passée, on y devient moins sensible; la main grossit, se raffermit, s'endurcit, devient propre à la peine et impropre aux exercices
délicats.

628. Quelle que soit l'excitation et l'organe, elle a
des effets analogues; l'exercice excessif enflamme,
l'exercice normal fortifie, l'exercice anormal rend

l'organe anormal. Tel est l'effet des habitudes, telle est la manière dont les maladies morales deviennent des maladies physiques.

629. Une maladie peut être considérée comme l'effet d'une blessure; et une blessure, comme l'effet d'une violence. La violence résulte de la rapidité, de la force, de la durée ou de la nature de l'action.

630. L'homme est soumis aux lois de la nature inorganisée, aux lois de la nature vivante et aux lois de la nature intelligente. Pour qu'il se conserve, il faut que l'intelligence dirige la vie, que la vie dirige l'organisation et que l'organisation dirige la matière.

631. Plus la cause demeure, plus l'effet est grave.

632. Les maladies peuvent commencer par l'esprit comme par le corps. Quand elles ont à la fois ces deux origines, leur gravité est grande.

633. La lésion des fonctions semble précéder quelquefois celle des tissus; des maladies très promptes ne laissent pas de traces.

634. Il est aussi difficile de trouver l'explication des maladies dans l'altération des tissus, que celle de la vie dans l'organisation.

635. L'anatomie pathologique ne montre pas la maladie, elle en fait voir seulement les effets ou les plus grossières causes.

636. L'anatomie la plus subtile ne montre que des tissus composés; la physiologie, des effets extérieurs. Les phénomènes vitaux ne sont connus que par leurs effets.

637. Si les phénomènes de la vie résultent de l'i-nervation, ceux de la maladie en résultent aussi.

638. La maladie est toujours nerveuse, elle l'est

primitivement par cause morale, elle l'est consécu-
tivement par les autres causes.

639. Jusqu'à ce que le mal ait agi sur l'inervation,
il semble ne pas exister, quelque grave qu'il soit.

640. La maladie est souvent précédée d'une dégénérescence occulte, qui la fait éclater.

641. Ce que nous prenons pour la cause d'une
maladie n'en est souvent que l'occasion et en est
quelquefois l'effet.·

642. On connaît mieux la cause des maladies curables que de celles qui ne le sont pas.

643. L'organisation est si complexe que des causes
diverses y produisent les mêmes effets.

644. Le corps par excès de force ou de faiblesse
est prédisposé à certaines maladies, mais il peut
toutes les prendre, ce n'est que relativement qu'une
maladie est sténique ou asténique.

645. L'excitation fait éclore les maladies sténiques en excitant et les asténiques en épuisant. La
maladie sténique viendra pendant l'excitation, l'asténique après.

646. Le mal, comme le poison, peut abattre les
plus forts, mais il en faut une plus grande dose.

647. Les forts sont à l'abri de plusieurs maladies
et toutes celles qui les atteignent frappent aussi les
faibles.

648. La faiblesse, un air impur, une mauvaise
nourriture prédisposent à toutes les maladies, en
causent souvent et les aggravent toutes. Le rachitisme, les scrophules, les tubercules, le scorbut, les
parasites ne se montrent guère en dehors de ces
conditions.

649. Les maladies inflammatoires viennent d'un
excès, d'une blessure, d'un vice ou d'un poison. La

douleur locale et la gêne de la fonction font connaître leur siége.

650. L'inflammation complique, enfin, toutes les maladies, car tous les maux finissent par blesser.

651. Une irritation prolongée en développe une autre.

652. Il y a partout des germes de mort, comme des germes de vie, tout dépend du champ où ils tombent.

653. Les germes de beaucoup de maladies restent latents et éclosent à la moindre secousse, comme les fièvres typhoïdes ou intermittentes et les maladies épidémiques.

654. Le mal peut être toléré ou causer la maladie.

655. Quand on est menacé d'une maladie, il faut se garder d'exciter la vitalité comme de l'affaiblir. En l'affaiblissant, on permet au mal de se développer; en l'excitant, on la blesse contre des causes de maladies qui s'évanouiraient peut-être avant d'offenser.

Mal.

656. Le mal agit physiquement, chimiquement ou physiologiquement.

657. Les poisons minéraux peuvent agir chimiquement, comme sur le cadavre. Les poisons végétaux ou animaux n'ont leur effet que pendant la vie, qu'il soit purément physiologique ou qu'il résulte d'une combinaison organique.

658. Le mal physique est un corps étranger ou devenu tel.

659. Toute substance qui doit être sécrétée ou excrétée et qui ne l'est pas devient une cause de maladie.

660. Le mal est continu, la maladie est intermittente, elle varie sans cesse.

661. Le mal est local, la maladie est générale. Dans la maladie, il y a irritation ou abattement et trouble des fonctions.

662. Le mal peut impressionner l'organe, le blesser ou le désorganiser; s'il n'y a qu'impression, une impression contraire peut le rétablir; s'il y a lésion, il faut qu'il se répare; s'il y a désorganision, il faut qu'il soit éliminé.

663. Moins la cause est générale, mieux le mal peut guérir.

664. Tel mal paraît s'étendre qui continue seulement de se former.

665. Les maladies chroniques viennent d'une habitude; les aigües d'un accident.

666. La cause frappe d'abord les parties qui y sont le plus sensibles, sans cela tout l'organisme serait frappé à la fois.

667. L'incubation est un développement insensible.

668. Tout ce qui est excessif rendant malade; plus on est faible, plus on est exposé à le devenir. L'organe le plus actif est le plus exposé.

669. Un excès est une violence.

670. Chez les uns, c'est le système nerveux qui est très irritable, chez d'autres, c'est le système sanguin. Il y a autant d'espèces d'irritabilités que

d'espèces d'irritations. On échappe aux maladies spéciales quand on n'est pas sensible à leurs causes.

671. Le système nerveux étant sensible aux impressions extérieures et intérieures, peut être affecté pendant la santé comme par la maladie.

672. La douleur est la plus dangereuse des causes morales, le désespoir vient après, la crainte ensuite.

673. La crainte est un sentiment naturel, tous les animaux y sont sujet; si elle laisse des intervalles, on peut y résister.

674. Le désespoir est une crainte sans espérance.

675. Quand la cause est morale, la maladie physique succède à la maladie nerveuse; quand la cause est physique, la maladie nerveuse succède au mal matériel.

Maladie.

676. Les indispositions les plus légères sont des commencements de maladies qui s'évanouissent; la nature guérit sans cesse.

677. La santé résulte d'elle-même; pour se bien porter il suffit de ne pas se rendre malade.

678. Fortifiez-vous par l'exercice de la santé, c'est la meilleure défense contre les maladies.

679. Le fort qui se met au régime des faibles s'affaiblit, le faible qui se met au régime des forts se tue.

680. La faiblesse du sujet fait la force de la cause.

681. La même force nerveuse qui produit tous les phénomènes extérieurs aide aux fonctions intérieures, elle ne s'épuise pas en un point sans diminuer partout. Plus le travail morbide est grand, plus les fonctions normales languissent.

682. Quand les forces soumises à la volonté s'abattent et que les forces organiques s'exaltent, la maladie commence on en a le sentiment.

683. La maladie, comme tout ce qui vit, a sa période d'incubation, de développement, de maturité et de dépérissement.

684. Chaque maladie semble vivante d'une vie parasite, elle meurt avant le corps ou avec lui.

685. Toute maladie a sa vie propre empruntée à la vie générale, la modifiant et étant modifié par elle.

686. Chaque maladie guérissable a dans son germe une force qui s'épuise d'autant plutôt que le sujet est plus vigoureux. Chaque maladie incurable a une force qui épuise le malade d'autant plus vite qu'il est plus faible.

687. La maladie peut être incurable par la faiblesse du sujet comme par sa propre force.

688. Plus vous affaiblissez le malade, plus vous le rapprochez de la mort.

689. C'est la force des parties restées saines qui triomphe de la maladie.

690. La guérison tient à autant de causes que la maladie; dans l'organisation tout est compliqué.

691. Le mal est toujours à craindre, la maladie ne l'est pas toujours; elle seule quelquefois peut débarrasser du mal comme on le voit dans les fièvres éruptives.

692. Les maladies conservent la vie plus souvent qu'elles ne donnent la mort; elles arrêtent des habi-

tudes pernicieuses, éliminent le mal et font des ré-
vulsions utiles. Beaucoup d'hommes meurent parce
qu'ils n'ont pas été malades et beaucóup d'autres
parce qu'ils n'ont pas respecté la maladie.

693. La maladie n'est pas le chemin de la mort,
mais de la santé quand on a la force d'aller jusqu'au
bout, et le bonheur de ne pas tomber dans les abî-
mes qui le bordent.

694. En devenant chronique, une maladie inter-
currente devient essentielle, elle ne peut plus être
un moyen de guérison.

695. La maladie qui reste stationnaire devient
chronique. L'aggraver n'est pas la mettre sur le
chemin de la guérison.

696. La maladie chronique a une cause persis-
tante, soit dans l'organe, soit dans l'organisation.

697. L'irritation chronique est commune, l'inflammation chronique n'est peut-être jamais pure.

998. Quand une irritation chronique qui restait
insensible se fait sentir, une irritation nouvelle s'y
est jointe.

699. En tout la lenteur de l'action vient de la
petitesse de la force ; les maladies chroniques sont
celles ou la force manque soit au malade soit à la
maladie.

700. Une maladie peut devenir chronique par
l'habitude nerveuse qu'elle laisse.

701. Dans les maladies chroniques, la guérison
est plus lente encore que l'invasion.

702. La maladie chronique qui laisse des intervalles de santé laisse de l'espoir; c'est la violence
ou la continuité qui tue.

703. Les phénomènes nerveux étant des mouve-

ments, ne peuvent être que passagers ou intermit-
tents.

704. Toute maladie nerveuse est intermittente,
toute maladie intermittente est nerveuse.

705. La douleur, comme toute sensation, est intermittente, même lorsque sa cause continue. La douleur continue a une cause croissante.

706. Les maladies intermittentes sont sujettes aux
rechutes; l'intermittence même n'est qu'une rechute
régulière.

707. Les maladies qui nous laissent susceptibles
de les reprendre sont celles dont l'irritation persiste : celles qui sont parfaitement guéries nous
laissent moins sensibles à leurs causes.

708. Pendant la maladie, la vie n'est soustraite à
aucune des lois de la santé, mais d'autres lois s'y
ajoutent et peuvent les dominer.

709. La maladie est une complication du mal, il
ne rend pas toujours malade.

710. Il y a des malades sans maladie et des maladies sans malade.

711. Dans les maladies humorales, le mal fait les
humeurs, les humeurs font la maladie.

712. La maladie ne peut passer que quand le mal
est éliminé ou qu'il ne blesse plus.

713. L'acuité, l'état et le déclin sont les époques
de la maladie ; on doit les considérer pour le traitement, autant que la maladie elle-même.

714. La maladie spéciale peut être inflammatoire
aussi, comme la variole, la rougeole et la scarlatine.
Elle peut être inflammatoire et nerveuse, comme la
peste et le typhus. Elle peut enfin être sans névrose,
ni inflammation, comme le tubercule et le cancer,

qui n'agissent que comme corps parasites et étrangers.

715. Hors des maladies spéciales, toute maladie peut être symptômatique et tout symptôme peut être essentiel.

716. Plus un organe est exercé, plus il est sujet aux inflammations ; plus il est reposé, plus il est sujet aux névroses.

Diagnostic.

717. Tout diagnostic est difficile, tout pronostic est incertain.

718. Quand nos prévisions sont trompées, il n'y a pas eu aberration de la nature, mais de notre jugement.

719. Considérez le siége de la douleur, les sympathies de l'organe, le désordre des fonctions, l'état du malade et pensez d'abord aux cas les plus ordinaires.

720. La relation des organes dans l'état normal, fait leur sympathie dans les maladies.

721. C'est par des rapports de nature, de contact et de fonction que le mal s'étend d'un point à l'autre.

722. Le mal, comme un ennemi habile, attaque d'abord le point faible ; pour les irritations, c'est le point irritable et surtout le point irrité.

723. Pour connaître une maladie, comme un fleuve, il faut remonter à sa source

724. Plus les causes d'une maladie sont nombreuses, plus elle est difficile à caractériser.

725. Les maladies soudaines sont moins profondes que celles qui ont eu des prodrômes.

726. Les maladies générales ne viennent ou ne deviennent telles que par la faiblesse du sujet.

727. Quand on a beaucoup résisté au mal et qu'on en est frappé, on l'est avec plus de violence, il a augmenté sa force et diminué la nôtre.

728. La maladie qui ne s'aggrave pas, guérit, la maladie qui ne guérit pas, s'aggrave.

729. Les maux incurables ne rétrogradent jamais. Tout mal qui s'amende est curable.

730. Le mal qui n'augmente pas après le début est rarement grave.

731. Les maladies guérissables ne tuent que quand leur violence est extrême.

732. Plus une maladie a de violence, moins elle aura de durée.

733. Le mal qui altère la nutrition mène à la mort.

734. Une maladie peu grave avec de graves symptômes est dangereuse; il y a un mal caché.

735. Quant à l'occasion d'un mal léger, dont on ne connaît pas la cause, des accidents formidables se déclarent, c'est de l'état général, vraie cause de la maladie, qu'il faut se préoccuper.

736. Tous les symptômes particuliers aux maladies spéciales sont mauvais, d'autant plus qu'ils sont plus prononcés. Dans une autre maladie, ils annoncent une complication.

737. Les maladies graves et longues se font sentir aux ongles et à la chevelure. Quand les cheveux se dépolissent et s'agglomèrent, la nutrition est altérée.

738. La blancheur des cheveux est le deuil de la jeunesse.

739. La nuance, la fermeté et la température de la peau sont d'un grand poids dans le diagnostic. Plus elle s'éloigne de l'état naturel, plus le mal est profond.

740. L'organe qui s'engorge devient sensible à la pression.

741. Quand la pression du point douloureux diminue la douleur, il n'est pas enflammé.

742. La région sur laquelle on porte instinctivement la main est malade ou va le devenir.

743. Le mal qui creuse est plus grave que celui qui s'étend; le mal qui gagne les autres tissus est plus grave que celui qui s'étend sur le premier.

744. Le mal qui suit le flux est moins grave que celui qui remonte.

745. Le mal qui arrête un flux est sérieux.

746. Plus une maladie reste à l'état aigu, plus elle est grave.

747. Le repos amène l'ankilose, comme l'ankilose le repos; de même la maladie amène la disposition morale, comme la disposition morale amène la maladie.

748. Affections nerveuses et mauvaises digestions se tiennent.

749. La gastralgie est capricieuse, la gastrite est fixe. A l'état chronique surtout, ces deux maladies se compliquent souvent l'une de l'autre.

750. La céphalalgie sympathique est accompagnée de fièvre ou de symptômes nerveux.

751. L'apoplexie cause la mort, le coma ou une paralysie sans fièvre. Dans les indigestions qui la simulent, il y a fièvre.

752. Moins les maladies sont graves, plus elles sont fréquentes.

753. On ne triomphe jamais du cancer, on triomphe quelquefois des tubercules, souvent des scrophules, de la syphilis et toujours des maladies purement inflammatoires qui n'arrêtent aucune fonction essentielle.

754. On ne peut pas mourir sans cause.

755. Quand la douleur est remplacée par un sentiment de bien-être, la guérison ou la mort est proche.

756. Ce sont les changements qui amènent la guérison ou la mort.

757. Le pronostic est dans le diagnostic.

758. Toute maladie guérissable à l'état aigu, l'est aussi à l'état chronique.

759. Plus la maladie est en désaccord avec le tempérament, l'âge et les habitudes, plus sa cause est grave; plus elle est en harmonie avec ces dispositions, plus les rechutes sont à craindre.

760. Les maladies virulentes sont héréditaires par infections; les organiques, par prédispositions.

761. L'atrophie ou l'hypertrophie, souvent héréditaire, d'un organe prédispose à ses maladies.

762. Les organes trop petits, comme ceux qui sont trop volumineux, s'affectent facilement.

763. Les maladies traumatiques, les blessures, sont à l'état aigu des accidents; à l'état chronique, des infirmités. Les maladies spéciales seules sont de véritables maladies et le sont en tout temps; elles agissent jusqu'à ce que leur principe soit éliminé.

764. Le principe de certaines maladies spéciales semble finir par une sorte de mort. S'il en est ainsi,

il a pu se reproduire, car tout ce qui est sujet à la mort porte des germes de reproduction.

765. Trouble des fonctions du cœur : palpitations ; du poumon : dyspnée ; de l'estomac : dyspepsie. Le trouble des fonctions peut être momentanément le même, soit qu'il vienne d'une gêne accidentelle, d'une névrose, d'une phlegmasie ou d'une maladie organique. Dans le premier cas, il cesse après l'accident ; dans le second, il est intermittent ; dans le troisième, il est continu ; dans le dernier, il n'est suspendu que par le repos et incomplétement.

766. Les symptômes des maladies continues ont toujours quelque chose de fixe.

767. Lorsque le cas est grave, les signes sont intenses.

Guérison.

768. L'excitation tombe quand sa cause n'est plus ou n'est plus sentie : toute guérison vient de là.

769. La guérison ne peut pas avoir lieu tant que la cause du mal agit ; l'art de guérir consiste à ôter la cause ou à empêcher son action.

770. La guérison, quand la cause cesse, a lieu par des lois immuables, comme la maladie quand la cause vient. N'attendons rien du hasard, ni de ce que l'observation des lois de la nature ne sanctionne pas.

771. Le corps ne perd la faculté de guérir qu'en perdant celle de se nourrir. Les fonctions de la guérison sont dans celles de la nutrition.

772. Après la fatigue, l'abattement est meilleur que l'agitation; il annonce que l'excitation est passée.

773. La maladie qui tend à la guérison est sans danger, celle qui persiste est dangereuse, celle qui augmente après l'état peut toujours être mortelle.

774. Ce qui est dangereux, ce n'est pas d'être malade, c'est de ne pas guérir.

775. Il ne peut être dangereux de guérir promptement que si la guérison est incomplète.

776. L'idée que la maladie ne peut céder qu'au remède, le fait toujours approuver quand on a guéri.

777. La maladie qui guérit sous l'influence de médicaments opposés, ne guérirait-elle pas mieux encore sans médicaments?

Traitement.

778. La première condition pour guérir est de changer les habitudes qui ont rendu malade.

779. Otez la cause et facilitez la nature qui remédie aux effets.

780. Où la nature ne guérit pas, il n'y a point de remède.

781. Tout ce qui éloigne de la santé générale, éloigne de la guérison particulière.

782. Tout ce qui agit sur la santé agit sur la maladie.

783. La base de la pathologie est dans la physiologie, celle de la thérapeutique est dans l'hygiène.

784. Le traitement doit être selon le malade, comme selon la maladie.

785. Plus la maladie est aiguë, plus elle demande le repos et la diète; plus elle est ancienne, plus elle craint le régime; arrachez les malades qui guérissent aux habitudes de la maladie. La chronicité n'est pas moins à craindre que les rechutes.

786. Plus le mal, le malade et le médecin s'écartent de la nature, plus la guérison est difficile.

787. Plus le régime a été doux, plus le médecin a de ressources.

788. Plus le traitement doit durer, plus il doit être modéré.

789. Le médecin est porté à exagérer le traitement, comme le malade à le négliger.

790. Jamais le malade ne reste à la raison; dans les maladies imaginaires, il écoute trop; dans les maladies réelles, il n'écoute pas assez.

791. La médecine a ses idolâtres qui croient ce qui ne peut pas être et ses athées qui nient ce qu'ils sentent.

792. On a renoncé aux drogues pour rétablir la santé, y renoncera-t-on pour la rétablir?

793. On comprend mieux la cause des maladies que celle des guérisons, de là le prestige des remèdes.

794. Le malade ne veut pas seulement être guéri, il veut être traité; son luxe est dans l'importance du médecin et des remèdes.

795. Le médecin sans remèdes est un soldat désarmé; il n'inspire point de confiance.

796. Dans les sirops, les conserves, les eaux dis-

tillées, les infusions émollientes, adoucissantes, pectorales ou calmantes,. on peut trouver une foule de prescriptions utiles et sans danger..

797. On ne doit jamais tromper, mais on ne peut pas toujours détromper.

798. Ce qui est à l'avantage du malade èst à celui du médecin; ce qui est à l'avantage du médecin est à celui du malade.

799. Les médicaments, comme les aliments, doivent être variés et ne rien laisser de nuisible.

800. Jusqu'au maximum de l'effet physiologique, le remède peut guérir; passé ce point, il blesse et nuit à la guérison.

801. Toute médication qui fait sur le malade plus d'effet que n'en pourrait faire la nature, blesse au lieu de guérir.

802. Tout médecin peut se tromper, tout remède peut nuire, toute opération peut être fatale : il est toujours mauvais de se traiter sans grande nécessité.

803. Aucun médicament ne doit devenir habituel ; une habitude contre nature est une infirmité.

804. L'habitude d'un remède est toujours dangereuse, celle des purgatifs est très dangereuse, celle des saignées est mortelle.

805. Peu de médicaments ont la puissance de rétablir la santé, aucun n'a celle de la conserver.

806. Si le médicament n'agissait que sur le mal, on pourrait être hardi ; mais il agit sur le malade, il faut être prudent.

807. Les remèdes agissent rarement sur le mal et toujours sur ce qui reste de santé.

808. Il y a une mode pour les remèdes, il y en a même une pour les maladies.

809. Bien des remèdes ont passé de mode; n'y croit-on plus parce qu'ils cessent de réussir, ou cessent-ils de réussir parce qu'on n'y croit plus?

810. Les médicaments les plus célèbres sont les plus dangereux.

811. Les préjugés de la médecine n'ont pas fait moins de victimes que ceux de la politique et de la religion.

812. Tout organe peut être malade à trois degrés: altération des fonctions auxquelles il est destiné, altération des fonctions qui l'entretiennent, altération de son organisation; chacun exige un traitement particulier.

813. Pour les remèdes généraux, regardez l'état du malade; pour les remèdes locaux, l'état du mal; pour les révulsifs, l'état de la maladie; pour le régime, l'état du pouls.

814. La médecine générale et la médecine particulière sont inséparables.

815. Le médecin qui veut remédier à tout, perdra plus de monde par les remèdes qu'il n'en aurait perdu par les maladies.

816. Le convalescent n'a plus besoin des remèdes, mais il a encore besoin du médecin.

817. Plus la maladie est ancienne, plus le régime doit être réparateur.

818. La tristesse contractant les tissus, aggrave tous les maux. C'est l'épanouissement qui guérit.

819. Le médecin ne peut pas toujours guérir, mais il doit toujours consoler.

820. Beaucoup de maux passent quand on y devient insensible.

821. On devrait écrire l'art de consoler.

822. Rien ne ressemble tant à la guérison que l'oubli du mal.

Méthodes.

823. Une méthode est la pratique d'un système.

824. La médecine humorale est bonne pour faire observer la marche de la nature et respecter les crises. La médecine antiphlogistique est très bonne pour préserver des irritants, des purgatifs, des antispasmodiques. La médecine tonique est excellente pour empêcher l'abus des débilitants, de la saignée et de la diète. La médecine naturelle est indispensable pour faire distinguer les maladies nerveuses de toutes les autres, et les lésions des maladies spéciales. Elle remplace les médicaments par l'hygiène, au lieu de remplacer l'hygiène par les médicaments.

825. La médecine perturbatrice peut être bonne dans la période d'invasion, la débilitante dans celle d'acuité, la dérivative dans celle des crises, la dépurative dans celle de déclin, la tonique dans celle de réparation. La médecine naturelle est bonne avant, pendant et après la maladie.

826. Toutes les méthodes sont meilleures par ce qu'elles défendent que par ce qu'elles prescrivent.

Médicaments.

827. Les remèdes qui ne peuvent faire partie de l'hygiène sont des médicaments.

828. Les remèdes qui conservent le malade et le rétablissent appartiennent à l'hygiène; les médicaments y sont étrangers, leur effet est contraire à la santé; ils ne peuvent être utiles qu'en empêchant le mal ou en l'empêchant d'agir.

829. Les contraires neutralisent les contraires, mais n'ôtent pas la lésion.

830. Les médicaments épuisent comme là maladie.

831. La diète, les purgations et les saignées épuisent également.

832. Plus le malade est irrité, moins les remèdes doivent être irritants. Plus la maladie est violente, plus les remèdes doivent être doux.

833. En excitant on peut guérir, en irritant on augmente le mal, en enflammant on fait un mal nouveau.

834. Les médicaments minéraux sont tous irritants.

835. Donnez la préférence aux remèdes végétaux, ils blessent moins et sont plus facilement éliminés que les minéraux.

836. La médecine végétale était l'âge d'or, la médecine chimique est l'âge de fer, la médecine naturelle sera l'âge de raison.

837. La médecine naturelle est celle qui consulte toujours la nature et emploie les remèdes dont elle se servirait.

838. Il faut, quand on le peut, ôter la cause, y rendre insensible ou remédier à ses effets.

839. Pour l'état général, remèdes généraux ; pour l'état local, remèdes locaux : ne compromettez pas le tout pour la partie.

840. Un grand remède pour un petit mal est un grand mal et un petit remède.

841. Nul remède n'use le mal sans user le malade.

842. Moins un remède est actif, plus le nombre de ceux qu'il peut guérir est grand.

843. Plus les remèdes sont composés, moins ils sont efficaces ; l'un neutralise l'autre.

844. Pour agir sur le mal, il faut considérer le mal ; pour agir sur la maladie, il faut considérer le malade.

845. Il n'est jamais prudent de prescrire à un malade ce qu'en santé il ne supporterait pas.

846. Les malades croient trop aux médicaments, cela leur en fait trop prendre ; les médecins n'y croient pas assez, cela leur en fait trop donner.

847. Aux maladies bien connues, on fait peu de remèdes.

848. Si le traitement est contraire, plus il aura d'activité, plus la guérison sera lente.

849. La santé imparfaite que les maux incurables laissent, ne doit pas être troublée par des médicaments, plus que la bonne santé.

850. Tout ce qui agit sur un mal incurable ne peut que hâter la terminaison fatale.

851. Toute médication qui ne réussit pas est nuisible ; celle dont les effets s'éloignent le plus des terminaisons naturelles est la plus dangereuse.

852. Ne suscitez pas une lutte avec le mal quand il est certain que le mal vaincra.

853. Dans le doute, laissons agir la nature; il y a mille moyens de la contrarier pour un de la servir.

854. En théorie, il n'y a point de remèdes qui ne guérissent jamais; dans la pratique, il n'y en a point qui guérissent toujours.

855. Toute médication compte des succès, comme tout climat des centenaires; les terminaisons exceptionnelles ne prouvent que des cas exceptionnels.

856. Les remèdes comme les maladies n'ont de mystères que par notre ignorance.

857. L'écueil des faux remèdes est au début de la maladie; leur succès est au déclin.

858. Les médicaments, comme les maladies, peuvent faire éclore les germes des maladies latentes.

859. L'irritabilité prédisposante est pour le remède comme pour la maladie.

860. L'effet des médicaments change avec l'état des tissus. Sur une partie enflammée, ils deviennent très irritants et peuvent perdre leur action spéciale.

861. Aucun des médicaments qui suffisent à l'extérieur ne doit être employé à l'intérieur. L'iode, le mercure et l'opium sont souvent dans ce cas.

862. Si le mercure diminue la plasticité normale du sang, ne nuit-il pas à la guérison complète des maladies qu'il semble arrêter?

863. L'effet général des corps en fait des irritants; leur effet spécial en fait des aliments, des médicaments ou des poisons.

864. Les excitants généraux: l'alcool, le thé, le café, le poivre, les aromates, les crucifères peuvent

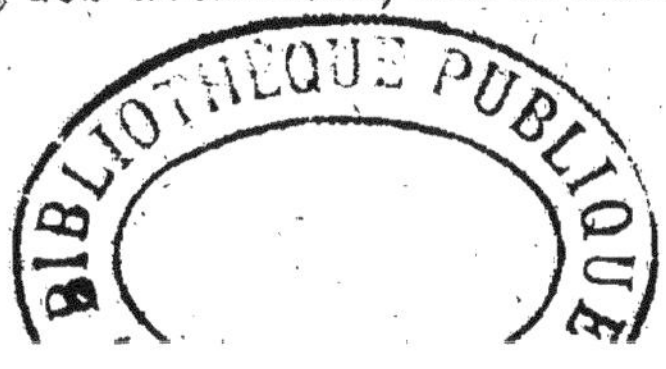

enflammer et donner la mort, comme tout ce qui agit avec violence ; mais ils ne causent pas de maladie spéciale ; ce ne sont pas des poisons, ils peuvent entrer dans le régime.

865. L'opium produit le coma, les solanées actives donnent le délire, la digitale diminue les pulsations du cœur ; ce sont des médicaments dangereux, des poisons.

866. Les narcotiques calment prématurément la douleur en diminuant toutes les fonctions. Mais, par cet effet, ils rapprochent de la mort, appellent le délire, le coma et la putridité. Ils remédient aux symptômes en aggravant l'état.

867. On ne remédie bien à la douleur qu'en remédiant à ses causes.

868. La répétition des médicaments est dangereuse par l'accumulation du principe actif dans l'organisation.

869. Est-on guéri par le remède ou malgré le remède ?

870. Le mal qui passe avec des médicaments opposés ne passerait-il pas mieux sans médicaments ?

871. Les animaux sauvages ne semblent pas sujets aux maladies parce qu'ils ne sont pas sujets aux remèdes.

Poisons.

872. Tout peut donner la mort, mais le poison a un effet spécial.

873. Tout poison à faible dose est excitant; à forte dose, stupéfiant.

874. Employer un poison quand un remède moins violent peut suffire, c'est se servir d'une épée quand on a besoin d'une épingle.

875. La force du remède fait voir la faiblesse du médecin.

876. Le médecin doit être grand par ses effets, non par ses efforts.

877. L'effet toxique des poisons est certain, leur effet salutaire est douteux.

878. A forte dose, le poison donne la mort; à faible dose, il donne une maladie.

879. Si un poison n'a pas nui, c'est qu'il n'a pas agi comme poison.

880. Le poison peut devenir aliment si la digestion le décompose; l'aliment peut devenir poison s'il ne se digère pas.

881. Le poison peut agir en modifiant l'action des principes de la vie; cette action modifiée par d'autres causes peut avoir l'effet d'un empoisonnement; c'est le cas des maladies spéciales spontanées.

882. Les émanations putrides et pestilentielles trouvant dans l'organisation les éléments qui les reproduisent, sont, quand la vitalité s'affaiblit, le plus dangereux et le plus contagieux des poisons.

883. Beaucoup de maladies viennent d'un empoisonnement du dehors; beaucoup d'autres, d'un empoisonnement du dedans.

884. Un empoisonnement est une maladie, une maladie spéciale est un empoisonnement.

885. Si le premier effet des empoisonnements était bien connu, on reconnaîtrait la cause de la plupart des maladies.

886. Quand la nature du mal n'est pas en rapport avec la nature du malade, on peut soupçonner un empoisonnement.

887. Où il y a sédation, il peut y avoir eu empoisonnement.

Spécifiques.

888. C'est sur des maladies spéciales seulement que les remèdes spécifiques agissent.

889. Les spécifiques sont des poisons qui en neutralisent d'autres.

890. Un contre-poison ne guérit pas de l'empoisonnement, il peut seulement neutraliser les portions de poison qui agiraient encore.

891. Le mercure contre les chancres vénériens, le soufre contre quelques dermatoses, l'iode contre le goître, le quinquina contre les affections paludéennes périodiques, sont des spécifiques.

892. Les spécifiques ne réussissent pas toujours. Quand on les voit sans effet, loin de forcer la dose, on doit les supprimer.

893. Tous les spécifiques sont irritants; ils augmentent la fièvre et nuisent pendant l'inflammation. Une grande irritation ou une grande faiblesse s'oppose à leur emploi.

Perturbation.

894. On ne peut faire avorter une maladie qu'en extirpant sa cause, la déplaçant ou en neutralisant les effets.

895. La méthode perturbatrice est la meilleure quand elle réussit, la plus mauvaise quand on échoue. On ne peut pas la tenter lorsque l'organe est altéré.

896. Les poisons, les parasites, les venins, la pustule maligne, le chancre vénérien, le cancer et tous les maux qui se reproduisent doivent être détruits au plus tôt, en agissant autant que possible sur le mal et aussi peu que possible sur le malade.

897. Les symptômes dont la cause est intérieure, les éruptions et les flux, l'érysipèle, la scarlatine, la rougeole et la variole doivent être respectés. Leur évolution naturelle est la moins dangereuse.

898. Où la perturbation serait funeste, les remèdes actifs sont dangereux.

899. Tout médicament est perturbateur.

900. Tant que la cause reste, il y a rarement avantage à changer l'effet.

901. Ce qui repousse l'effet semble repousser la cause ; le froid et les astringents sont répercussifs. Si la cause n'est pas locale, si elle est autre que le froid ou la laxité, leur effet est funeste.

902. Le répercussif ne peut guérir de l'irritation que quand elle est très légère et qu'elle passerait sans lui.

903. Le répercussif qui ne chasse pas l'irritation l'augmente.

Révulsion.

904. La révulsion est perturbatrice.

905. Toute maladie qu'un révulsif peut guérir a une cause limitée.

906. Dans une maladie générale, les révulsifs sont dangereux.

907. Quand il y a lésion, le révulsif ne peut détourner que l'afflux.

908. Sans sympathie, point de dérivation ; plus la sympathie est grande, plus la dérivation est forte.

909. Plus une dérivation a d'analogie avec le mal, plus elle est efficace.

910. Plus le révulsif est près du mal, mieux i agit contre lui, s'il ne l'aggrave pas.

911. L'action du révulsif doit essentiellement être locale.

912. Le révulsif qui cause une irritation générale va trop loin.

913. Si l'irritation nerveuse ne calme jamais l'inflammation, comment l'irritation inflammatoire calmerait-elle la névrose ?

914. Le révulsif qui cause prostration ou fièvre va contre la guérison ; les symptômes généraux aggravent le mal.

915. Le mal que fera un révulsif douloureux est certain ; le bien qu'il peut faire est douteux.

916. Le remède qui blesse fait un mal pour en guérir un autre ; il réussira si cela est possible, si l'art est certain, si le médecin ne se trompe pas et si tout le seconde.

Dépuratifs.

917. Toute sécrétion est dépurative, toute excrétion est nécessaire.

918. L'exercice au grand air est le plus complet des dépuratifs ; il pousse au renouvellement de tous les organes.

919. La sueur est le plus facile, le plus sûr et le moins dangereux des dépuratifs.

920. Tout ce qui accélère la circulation est excitant et sudorifique ; tout ce qui la ralentit est sédatif et diurétique.

921. L'abondance des urines diminue les sueurs, comme celle des sueurs diminue les urines ; l'une et l'autre diminuent le cours de ventre.

922. L'exercice est diurétique d'abord, sudorifique après.

923. Tous les dépuratifs sont excitants, mais tous les excitants ne sont pas dépuratifs.

Diurétiques.

924. Tous les diurétiques irritent les reins, tous les sudorifiques irritent la peau : l'emploi des excitants ne doit jamais être que momentané.

925. Le froid est diurétique.

926. L'eau froide est un diurétique puissant.

927. Tous les émollients sont diurétiques.

928. Tout ce qui augmente les éléments de l'urine est diurétique.

929. Les diurétiques qui n'irritent pas l'estomac calment les vomissements.

930. Les vomissements diminuent la sécrétion de l'urine et peuvent la suspendre, comme il arrive quelquefois dans le mal de mer.

931. Dans la rétention momentanée de l'urine, s'il n'y a pas d'autre ressource, faites suer et vomir.

932. Dans les crises où l'urine est épaisse, évitez les diurétiques ; vous troubleriez la crise.

933. La rapidité de sa sécrétion augmente la limpidité de l'urine. Plus une sécrétion est lente, plus elle est épaisse. La lenteur des sécrétions chez les vieillards contribue peut-être à la dureté de leurs tissus, car les tissus eux-mêmes sont sécrétés.

Purgatifs.

934. L'exercice, les aliments légers, le lait et les fruits cuits doivent être les seuls purgatifs de ceux qui se portent bien.

935. Les purgatifs ont un grand effet sur les maladies imaginaires, ils les changent en maladies réelles.

936. Rien n'est plus capable qu'un purgatif de faire éclore la maladie dont on est menacé et à laquelle on échapperait peut-être.

937. Une purgation est une petite maladie qui peut devenir grande. Si l'irritation de l'intestin ne passe pas, elle est mortelle.

938. Plus la température est élevée, l'irritation vive, la fièvre intense et le mal près des intestins, plus le purgatif est dangereux; une seule de ces circonstances peut le rendre mortel.

939. Dans tous les cas où une indigestion serait dangereuse, un purgatif est très dangereux.

940. Au début, les purgatifs sont dangereux par l'irritation; au déclin, par l'épuisement.

941. C'est ordinairement par le bas que la nature purge; on doit l'imiter.

942. Les purgatifs âcres agissent par irritation directe; les purgatifs fades, par indigestion; ceux-ci sont préférables pour vider l'intestin; les autres, pour en faire un point de révulsion. Les purgatifs salins ou sucrés, agissant par endosmose, sont bons pour appeler les liquides.

943. Les purgatifs agissent d'autant moins que la digestion est plus puissante.

944. La purgation est une diarrhée artificielle.

945. Si la diarrhée était toujours mauvaise, la purgation ne serait jamais bonne.

946. Un purgatif peut arrêter la diarrhée en augmentant l'inflammation et la dyssenterie en la changeant en ténesme.

Saignée.

947. Si l'on pouvait donner du sang comme on peut saigner, on aurait le plus grand des remèdes.

948. La saignée tend à diminuer l'afflux du sang dans l'inflammation et à augmenter la névrose. Quand ces deux états se compliquent, il faut crain-

dre la saignée, surtout si l'inflammation a suivi la névrose.

949. Plus le sang est riche, plus l'exagération de sa circulation est dangereuse.

950. C'est surtout dans les congestions intenses à la tête ou à la poitrine que la saignée peut être nécessaire.

951. Un sang riche est dangereux; un sang pauvre est pernicieux.

952. En santé, la plénitude est moins à craindre que la viduité; en maladie, la viduité est moins à craindre que la plénitude.

953. La pléthore, comme l'anémie, résulte plus de la qualité du sang que de sa quantité.

954. Pour la pléthore, diminuez la qualité plutôt que la quantité de la nourriture; pour l'anémie, augmentez-en la qualité plutôt que la quantité.

Débilitants.

955. Tout débilite quand il n'y a pas réparation.

956. Les fortifiants affaiblissent quand ils ne sont pas assimilés et les débilitants peuvent fortifier quand rien autre ne serait supporté.

957. Jusqu'au point normal, en fortifiant un organe, vous fortifiez les autres; passé ce point, vous les affaiblissez.

958. L'absence de stimulation est calmante; la privation de fortifiants est débilitante.

959. Le froid est le plus prompt, la diète le plus durable et le repos le moins dangereux des débilitants.

960. Une action lente engourdit ; elle stimule moins que le repos, parce qu'elle n'a pas de réaction.

961. Il y a des maux que la terreur donne ; il y en a qu'elle peut affaiblir ; elle est débilitante, sédative, elle diminue l'action ; elle est plus dangereuse au déclin qu'au début.

962. Les cachexies augmentent par la faiblesse et augmentent la faiblesse.

963. Toutes les cachexies sont contre toutes les guérisons.

Sédatifs.

964. Le sédatif épuise la force ou l'empêche de se produire.

965. Les sédatifs ne sont tels qu'à haute dose. Tout sédatif à petite dose est excitant.

966. L'excitation agit à proportion de ce qu'elle est sentie ; trop forte, elle blesse, n'est plus sentie et devient sédative.

967. Les stupéfiants donnés à petite dose sont stimulants ; les stimulants donnés à haute dose sont stupéfiants.

968. Le médicament sédatif est un poison qui n'empoisonne pas complétement quand il réussit. Il ne suspend les phénomènes de la maladie qu'en suspendant ceux de la vie.

969. Le sédatif assez puissant pour paralyser l'exaltation des forces de la maladie, n'arrêtera-t-il pas celles qui, plus faibles, luttent encore pour entretenir la vie ?

970. Pour ôter entièrement la force qu'emprunte la maladie, il faudrait ôter celle qui fait vivre.

971. Quand toutes les forces diminuent à la fois, il y a lésion, névrose ou empoisonnement.

972. La sédation qui n'est pas suivie de réaction est suivie de mort.

973. Le sédatif dont l'effet se prolonge amène la mort ou une émaciation bientôt incurable. L'arsenic, le plomb, le cuivre, l'or à doses sensibles ont cette suite. Le mercure et l'iode à fortes doses l'ont aussi.

974. Où il y a diminution du pouls, de la chaleur et des sueurs, augmentation ou suppression de la sensibilité, urines claires et abondantes, tendance aux larmes, effroi, stupeur : il y a sédation.

975. La sédation est une névrose, la névrose est une sédation.

976. Les sédatifs augmentent la névrose, comme les irritants l'inflammation. Tous les sédatifs rendent nerveux.

977. La chaleur est le plus actif des excitants ; le froid est le plus puissant des sédatifs.

978. Il n'y a qu'un excitant, la chaleur et ce qui la produit ; il n'y a qu'un sédatif, le froid et ce qui empêche la production de la chaleur.

979. La chaleur peut remplacer tous les excitants ; le froid, tous les sédatifs.

980. Le dernier effet des stimulants est la chaleur ; le dernier effet des sédatifs est le froid.

981. Les excitants sont sudorifiques ; les sédatifs sont diurétiques.

982. Ce qui augmente la sueur augmente la fièvre ; ce qui augmente les urines peut la calmer.

Stimulants.

983. La stimulation commence l'action; l'excitation commence l'irritation.

984. Tous les stimulants sont irritants; tous les irritants sont stimulants.

985. Le stimulant qui ne passe pas irrite.

986. Tout ce qui agit stimule; le stimulant est ce qui dépasse la stimulation ordinaire.

987. Chaque stimulant a son tissu et sa manière d'agir.

988. Ce qui stimule modérément la déperdition, stimule aussi la nutrition.

989. Les excitants à petites doses amènent d'abord l'embonpoint, puis la maigreur.

990. A toute stimulation succède une énervation.

991. L'engourdissement suit la stimulation, comme le sommeil, la veille. Quand il ne la suit pas, elle est dangereuse, il y a irritation.

992. En se reconfortant dans la faiblesse, on diminue l'excitation qui suivra; comme en calmant l'excitation, l'on diminue l'abattement qui doit suivre.

993. Plus on s'occupe d'un organe, plus on le stimule.

994. Moins on est fort et plus on est sensible, plus les stimulants ont d'effet.

995. Pour que la réparation se fasse, il faut une stimulation; le manque de stimulation mène à l'épuisement comme l'excès.

996. Les stimulants naturels sont tous bons lors-

8

qu'ils sont à propos; les artificiels, tous mauvais lorsqu'on peut s'en passer.

997. Quand l'habitude d'un stimulant fait qu'il n'excite plus, sa privation cause de l'atonie; il est devenu nécessaire.

998. La diminution de l'excitation normale peut laisser engorger les tissus; c'est l'engorgement passif; il est d'abord sans douleur.

999. Les maladies passives deviennent actives quand on les laisse; il faut les attaquer par l'hygiène.

1000. Le jeune homme qui a besoin de stimulants est un vieillard anticipé; ce n'est pas sa force, c'est sa faiblesse qui les lui fait supporter.

1001. Les stimulations générales sont dangereuses dans l'enfance; les locales, dans la vieillesse.

1002. Plus la vie est active, mieux la stimulation se répand, et moins on est sujet aux maladies causées par son manque d'équilibre.

1003. Quand la stimulation ou la sédation se concentre, elle est toujours trop forte.

1004. Les jouissances solitaires sont plus dangereuses que les jouissances partagées, parce que la stimulation y est plus localisée. Une stimulation générale est moins nuisible.

1005. Les stimulants sont agréables; tous les plaisirs sont des stimulants.

1006. Toute passion qui désire est stimulante; toute passion qui craint est stupéfiante.

1007. La privation matérielle est enfin sédative; la privation morale est enfin excitante.

1008. Les guérisons dues aux excitants sont moins sûres que celles qui viennent des émollients; elles ne sont souvent que des métastases.

1009. Il y a un spécifique contre l'excitation, c'est le repos.

1010. Le meilleur des résolutifs est une température douce et égale maintenue longtemps.

1011. La compression qui ne gêne pas la circulation est résolutive.

1012. Une excitation nouvelle qui ne diminue pas l'ancienne, l'augmente.

1013. Où l'exercice tue, la mort est proche.

1014. La chaleur qui vient de l'exercice, fortifie ; celle qui vient de l'extérieur, affaiblit ; elle empêche l'exercice.

1015. L'emploi de l'électricité pour rappeler l'excitation du cœur dans une syncope prolongée, peut sauver la vie en empêchant la coagulation du sang.

Toniques.

1016. La nourriture seule est tonique.

1017. Ce qui ne nourrit pas peut être excitant, mais ne peut pas être tonique.

1018. Le plus réparateur des stimulants est un repas agréable.

1019. Le repos est tonique après l'exercice, en arrêtant la déperdition ; l'exercice est tonique après le repos, en favorisant l'assimilation.

1020. Quelque aiguë que paraisse encore une irritation qui n'augmente plus, elle est moins irritable et supporte mieux les toniques.

1021. Le stimulant qui n'est pas senti, ne stimule

pas; le tonique, qui n'est pas assimilé, ne fortifie pas.

1022. En santé, les plus forts seuls prennent des toniques violents; en maladie, les plus faibles en prennent; ils font alors l'effet des poisons, deviennent sédatifs et détruisent le reste des forces.

1023. C'est surtout parce qu'ils les prennent trop forts que les stimulants nuisent si souvent aux malades.

1024. La manière de stimuler est plus souvent nuisible que la stimulation.

1025. L'abus prolongé des toniques a l'effet des climats chauds.

1026. Le soleil est un stimulant général le plus puissant, le plus propre à guérir des maladies atoniques.

1027. L'aliment complétement assimilé est un tonique pur, le meilleur de tous.

Astringents.

1028. Les astringents sont toniques en empêchant la déperdition.

1029. Les astringents ont sur les tissus vivants une partie de l'effet qu'ils ont sur les tissus morts.

1030. Les astringents n'agissent bien qu'à petite dose; l'effet irritant d'une dose trop forte paralyse leur action particulière.

1031. A l'intérieur, comme à l'extérieur, les astringents n'agissent guère que sur le point qu'ils touchent.

1032. Bien employés, les astringents sont un puissant secours contre les flux chroniques exagérés ou anormaux, les dartres et la blennorrhagie.

1033. Dans les hémorrhagies, employez les astringents et les acides, évitez les alcalis.

1034. L'acide oxalique, plus maniable et moins dangereux que l'acide sulfurique, est préférable contre les hémorrhagies.

1035. A l'extérieur, l'alun; à l'intérieur, le cachou; des deux manières le tanin peut remplacer tous les autres astringents.

1036. Les astringents qui n'empêchent pas l'enflure, l'aggravent.

1037. Quand la circulation est insuffisante, les astringents peuvent causer la gangrène.

Appareils.

1038. Le bandage est un corps étranger; il en a les effets, il irrite, puis atrophie les parties qu'il comprime.

1039. Ce que les bandelettes sont aux pieds des Chinoises, le corset peut l'être aux poumons, au cœur, au foie et à l'estomac des Européennes.

1040. A chaque pansement d'une fracture, il faut, en respectant l'immobilité du cal, faire jouer les articulations voisines.

1041. Après une entorse, il faut éviter de fatiguer l'articulation et encore plus de la laisser immobile.

1042. C'est surtout après la luxation qu'un repos prolongé amène l'ankilose. Un mouvement réglé de l'articulation n'empêche pas la cicatrisation des ligaments.

1043. Le chirurgien doit veiller à la conservation des fonctions autant qu'à celle des parties.

1044. Les organes qui reçoivent trop de sang sont sujets à une hypertrophie générale.

1045. Une compression qui n'irrite pas est un moyen certain d'atrophie.

HYGIÈNE.

1046. La santé est l'intégrité de la vie. L'hygiène étant l'art d'entretenir la santé, est l'art de conserver la vie.

1047. Se bien porter sans remèdes, perfection de l'hygiène ; guérir sans médicaments, perfection de la médecine.

1048. L'hygiène, si puissante pour conserver la santé, ne l'est pas moins pour la rétablir.

1049. La médecine n'est pas le tronc de l'hygiène, elle en est une branche.

1050. Ce ne sont pas les maladies qui tuent, ce sont leurs causes.

1051. La mortalité générale est en raison de l'hygiène plus que la médecine.

1052. L'hygiène, pour avoir de grands résultats, doit répandre ses bienfaits sur tous les peuples ; les contagions les plus graves viennent de loin. Etre indifférent pour autrui, c'est l'être pour soi-même.

1053. On ne peut vivre avec une mauvaise hygiène qu'aux dépens de son corps.

1054. Autant l'hygiène bien entendue peut éviter de maladies, autant mal entendue, elle en peut donner.

1055. Les remèdes hygiéniques remédient encore mieux aux effets d'une mauvaise hygiène qu'à ceux de la maladie. Il faut la traiter quand on ne peut la changer.

1056. On plait mieux aux malades en leur prescrivant qu'en leur défendant, quoique les défenses soient plus souvent nécessaires.

1057. Aucun médicament n'est hygiénique; les meilleurs ne peuvent être bons que momentanément.

1058. Qui veut se porter mieux que ceux qui se portent bien, se rendra malade.

1059. L'hygiène se réduit à faire selon ses forces comme ceux qui se portent bien; la médecine consiste à faire selon son état comme ceux qui guérissent. La difficulté est de connaître l'état et les forces; les causes de la maladie et celles de la guérison : c'est là l'objet de la science.

Modération.

1060. La plénitude de la santé est suivie des maladies, comme le bonheur des infortunes, parce que lebièn-être porte aux excès.

1061. Où il y a maladie, il y a eu excès.

1062. La santé, plus encore que la sagesse, est

incompatible avec une grande fortune ; elle ne peut se conserver que par la modération au sein de la nature et en respectant ses lois.

1063. Tout ce qui opprime les forces et tout ce qui les dépasse est contre l'hygiène : la modération est sa loi fondamentale.

1064. Rien d'excessif ne peut durer.

1065. Tout excès est un mal, tout mal est un excès.

1066. De tous les excès qui peuvent être supportés longtemps, le plus à craindre est l'excès de repos, de soins, de mollesse.

1067. La mollesse nuit, quel que soit le tempérament ; plus on est fort, plus elle nuit.

1068. Le luxe ne plaît qu'aux sujets faibles de corps ou d'esprit : les enfants vigoureux, comme les hommes robustes, en méprisent les recherches.

1069. Le luxe est un excès ; il donne les jouissances de la vanité ou de la sensualité ; les unes rendent faible d'esprit, les autres faible de corps.

1070. La jouissance éprouve plus encore que la souffrance ; en épanouissant, elle favorise la déperdition.

1071. La crainte abat les forces, l'espérance les exalte.

1072. Pour la santé comme pour le bonheur, santé de l'esprit, restez toujours dans les régions moyennes.

1073. Une vie uniforme qui mène à la maladie, mène à la mort ; plus la vie est égale, plus il faut qu'elle soit pure.

1074. On peut, sans péril immédiat, devenir fort ou faible tant que l'harmonie se conserve.

1075. Il est impossible de se mettre à l'abri de

toutes les causes de maladies; on ne peut s'en dé-
fendre que par la force de la santé.

1076. Ce qui est plus fort que la santé rend malade.

1077. La maladie peut toujours venir d'un excès;
la guérison n'en peut jamais venir.

1078. Tout ce qui dépasse le bien arrive à la douleur; tout ce qui arrive à la douleur est allé trop
loin.

1079. La morale est une branche de l'hygiène;
tous les vices sont contre l'une comme contre l'autre.

1080. Ce qui détruit la fortune ruine aussi la
santé; on perd souvent l'une avec l'autre.

1081. Tout ce qui écarte de la nature éloigne de
la santé.

1082. En hygiène, il faut être modéré et prudent;
en médecine, prudent et modéré.

Appétit.

1083. Quand la faim n'est pas naturelle, plus elle
est grande, moins il faut manger.

1084. Dans les dispositions nerveuses qui per-
vertissent l'appétit, on doit manger malgré l'inap-
pétence.

1085. Les écarts de régime qui fatiguent les organes de la digestion se sentent pendant; ceux qui
fatiguent les autres organes se sentent après.

1086. Dans l'enfance, on peut manger souvent,
les digestions sont promptes; dans la jeunesse, on

peut manger beaucoup, les pertes sont fortes ; dans l'âge mûr, on doit manger moins, l'action diminue ; dans la vieillesse, les toniques sont bons, l'assimilation se fait mal et il importe de soutenir les forces. A tout âge, les excitants ne sont bons que comme remèdes.

1087. Dans la convalescence, ne permettez que les excitants qui favorisent la digestion. Toute excitation qui n'augmente pas la nutrition, ruine un corps épuisé.

1088. La force que l'excitant donne est apparente ; la faiblesse qu'il laisse est réelle.

1089. La nutrition se fait mal quand elle demande un excès de nourriture.

1090. Une nutrition puissante augmente les maladies inflammatoires, diminue les névroses, et, dans la convalescence, rend la guérison rapide.

1091. Pour que la nutrition s'opère, il faut un mouvement interne ; les végétaux ne sont immobiles qu'en apparence.

1092. Le repos favorable à la nutrition ne consiste pas à ne rien faire, mais à ne rien-faire de pénible.

1093. La nutrition est une reproduction ; elle entretient l'individu, comme la génération, l'espèce.

Aliments.

1094. L'aliment n'est tel que quand il se digère.

1095. Aucun aliment parfaitement digéré n'est nuisible.

1096. Quand une nourriture commence à nuire, elle a commencé à être mal digérée.

1097. Les spiritueux excitent toujours et ne nourrissent que quand ils sont digérés; plus ils fortifient, moins ils excitent; l'ivresse ne vient que de leur indigestion; c'est la portion non digérée qui enivre.

1098. On a toujours trop pris de vin quand on sent son effet à la tête.

1099. La chair, les fécules et l'eau sont les meilleurs aliments de l'homme; les produits qui s'en rapprochent sont bons pour varier sa nourriture; plus ils s'en éloignent, moins ils sont bons. Les mets les plus savoureux sont les plus dangereux; les plus composés sont les plus nuisibles.

1100. Les mets les plus grossiers, quand on les digère sans peine, sont ceux qui fortifient le plus l'estomac.

1101. La perfection de la cuisine amène l'imperfection de l'estomac.

1102. Les cuisiniers, les pâtissiers, les confiseurs et les distillateurs ne sont bons que pour les infirmes et ceux qui veulent le devenir.

1103. Les aliments trop faciles à digérer affaiblissent à la longue.

1104. Plus les aliments qui se digéreraient sans cela ont été travaillés, moins ils sont nutritifs.

1105. Les mets qui flattent le plus sont ceux qui dégoûtent le plus vite.

1106. Les fécules engraissent, les herbages laissent maigrir, la chair augmente les forces; les corps gras, le lait, les poissons, les œufs, le sucre, les fruits, quand on les digère, peuvent entrer dans tous les régimes.

1107. Il n'y a pas de nourriture inutile; elle est utile ou nuisible.

1108. L'air respiré est la première et la dernière nourriture de l'homme; il est la plus importante; les liquides viennent ensuite. les solides après.

1109. Tout aliment qui a un mauvais goût contient quelque chose de nuisible, quoique le bon puisse l'emporter sur le mauvais.

1110. La prompte altération des aliments est pour beaucoup dans les diarrhées que la chaleur cause.

1111. Le sucre supplée physiquement au sel pour épaissir les liquides, mais non chimiquement pour fournir la soude nécessaire au sang et l'acide utile à la digestion. Il ne faut pas laisser les malades longtemps privés de ce principe.

Boissons.

1112. L'abondance des boissons porte aux névroses, comme celle des aliments solides à la pléthore.

1113. Ceux que les spiritueux exaltent, ne les supportent pas longtemps; ceux qu'ils abrutissent, peuvent s'y habituer.

1114. On s'accoutume aux excitants qui n'irritent pas.

1115. Plus on est sensible, plus les excitants sont
dangereux.

1116. Mieux on digère, mieux on supporte les
excitants; l'estomac les décompose.

1117. L'excitation du thé est moins prompte et
plus durable que celle du café.

1118. Le thé excite les nerfs, diminue le sommeil, facilite la digestion et resserre les intestins.
Il est bon dans l'atonie, très bon dans la diarrhée
atonique, excellent dans l'indigestion.

1119. Le vin développe le tempérament sanguin,
l'eau le nerveux, la bière le lymphatique, le thé le
mélancolique.

1120. On peut vieillir avec l'abus du vin, mais il
amène une vieillesse prématurée.

1121. L'habitude du vin mêlé d'eau ne porte pas
à l'ivrognerie comme celle du plus petit vin pur.

1122. La soif causée par l'exercice est bonne, il
faut la satisfaire; celle qui vient de la chaleur est
dangereuse, il faut la tromper; celle qui suit le repas est mauvaise, il faut l'éviter.

1123. Défiez-vous des aliments qui augmentent
la soif.

1124. Plus la soif est grande, plus il faut boire
lentement et à petits coups.

1125. Peu de maladies viennent de la soif; beaucoup viennent de ce que l'on a bu.

1126. Ne buvez aucune eau, surtout minérale,
sans nécessité et à-propos.

1127. L'eau est excitante par l'air, l'acide, les molécules organiques et les terres qu'elle contient;

dans les tisanes, l'ébullition l'a dépouillée d'une partie de ces principes.

1128. Toute eau crue est minérale; les plus minérales sont les plus dangereuses.

1129. Dans l'acuité, les tisanes sont préférables à l'eau; quelquefois ensuite l'eau les remplace avantageusement.

1130. Plus le climat est chaud, moins l'eau pure est avantageuse.

1131. L'eau pure est beaucoup moins émolliente qu'unie aux macilagineux.

1132. Les boissons que l'estomac ne digère pas vont surcharger les intestins.

1133. L'air que l'on avale avec les aliments peut être digéré et fournir des éléments à l'organisation. L'étude de ses effets aurait une grande importance.

1134. La matière médicale a d'immenses progrès à faire dans l'emploi des gaz mêlés aux boissons.

1135. Il est dangereux de produire dans l'estomac des réactions chimiques; les effets n'y sont pas constants.

1136. Trop boire, même de l'eau, nuit, en été, aux voies digestives; en hiver, aux voies respiratoires.

Digestions.

1137. Le souper est mauvais aux estomacs délicats et aux personnes bien nourries.

1138. Pendant le sommeil, l'assimilation se fait bien; mais la digestion se fait mal, elle languit.

1139. L'assimilation est facilitée par le repos, le

sommeil, la fraîcheur; la désassimilation est accélérée par la chaleur, les veilles, le mouvement.

1140. La salive varie avec les phases de la digestion; une bouche pâteuse indique une digestion languissante.

1141. Quand la digestion devient acide, ménagez les fécules, la gomme, le sucre et les spiritueux.

1142. Le sucre diminue l'appétit et gâte les dents.

1143. Une mauvaise digestion contracte comme la tristesse.

1144. Dans la tristesse, l'assimilation se fait mal; il faut une nourriture tonique et de facile digestion. Le bonheur nourrit, il facilite l'assimilation.

1145. La dyspepsie suit les maladies nerveuses, quand elle ne les précède pas.

1146. Plus on est sujet à la dyspepsie, moins on l'est aux inflammations.

1147. L'irritation de l'estomac peut suspendre la migraine par une métastase dangereuse.

1148. Les aliments qui se gonflent promptement dans l'estomac, comme le pain chaud, absorbant les sucs, arrêtent la digestion.

1149. Ce qui conserve les aliments les rend indigestes.

1150. Il y a des aliments gardés, il n'y en a pas de conservés.

1151. Les aliments perdent leur saveur avant de prendre celle que la corruption donne.

1152. Une digestion imparfaite cause surtout des maux nerveux; elle laisse passer dans l'économie des excitants qu'elle devrait décomposer.

1153. Tout ce qui reste dans l'estomac sans se digérer a l'effet d'un poison.

1154. Dans l'indigestion, plus tôt on vomit, moins elle est dangereuse.

1155. Les moyens hygiéniques qui provoquent le vomissement sont préférables aux émétiques.

1156. Quand le vomissement n'est pas douloureux, on peut penser que l'estomac n'est pas enflammé.

1157. L'indigestion inflammatoire peüt aggraver les inflammations existantes, rappeler celles qui sont à peine guéries et faire éclore celles dont on est menacé.

1158. Dans tout accident, songez à l'estomac.

1159. Evitez les diètes longues et les réplétions rapides.

1160. Tout ce qui dessèche le ventre le resserre.

1161. Les substances qui se digèrent changent d'effet en changeant de nature.

1162. Le végétal qui empoisonne une espèce en nourrit une autre; celle qui s'en nourrit digère le poison ou ne l'absorbe pas.

1163. Plus la digestion est parfaite, moins les médicaments décomposables par elle agissent.

Dents.

1164. Mauvaises digestions, mauvaises dents; mauvaises dents, mauvaises digestions.

1165. Les digestions avec rapports acides gâtent les dents.

1166. Les dents, très sensibles au tact, ne sont sensibles à la température, à l'acidité, à la douceur que quand elles en sont blessées.

1167. Les dents craignent le froid, le chaud, le doux et l'acide.

1168. Le lait qui reste attaché aux dents les attaque en devenant acide.

1169. De toutes les malpropretés, celle de la bouche est la plus dégoûtante, la plus dangereuse et la plus ordinaire.

1170. On doit se laver les dents, comme les mains, chaque fois qu'on les a salies, avec de l'eau tiède et les essuyer après.

1171. Dans les lieux où la carie des dents est endémique, la fièvre typhoïde l'est aussi.

1172. La carie des dents ne devient douloureuse qu'en se compliquant d'une irritation névralgique ou inflammatoire.

Respiration

1173. Tous les éléments de la vie sont dans l'air; les aliments sont de l'air réduit. La respiration permet d'en réduire encore.

1174. La respiration est indispensable à l'assimilation.

1175. Quand la respiration est insuffisante, elle s'accélère; tout ce qui la rend insuffisante amaigrit, comme la phthisie.

1176. Plus la respiration s'accélère, plus les maladies de la poitrine surtout sont dangereuses.

1177. Beaucoup d'air demande beaucoup de nourriture, beaucoup de nourriture demande beaucoup d'air.

1178. La vivacité de l'air active la nutrition comme elle active le feu.

1179. L'air stimule par lui-même, par sa densité et par sa température.

1180. Plus l'air est dense, plus il agit; plus il court et plus il est froid, plus il est dense.

1181. Quand la respiration est accélérée, l'air froid est dangereux par sa densité et par sa température.

1182. L'air dense et frais a sur les poumons l'effet qu'a sur l'estomac une nourriture substantielle.

1183. L'accélération de la circulation et de la respiration, l'augmentation de la chaleur et de la sueur se tiennent, mais peuvent s'isoler.

1184. Défiez-vous de l'air du soir et de celui qui fraîchit; épanouissez-vous quand la chaleur vient d'en haut.

1185. Les orages et l'air du printemps faisant éclore les maladies épidémiques, il faut s'en abriter dans les lieux d'infection.

1186. Dans les lieux battus par tous les vents, les maladies sont plus diverses, mais moins graves que dans les endroits abrités.

1187. Aucune endémie ne peut résister au bon air.

1188. Un air croupissant a les effets d'une eau croupissante.

1189. L'air rare et échauffé des petites chambres rend asthmatique.

1190. Les asthmatiques sont souvent gras, leur respiration est diminuée; les phthisiques sont toujours maigres, leur respiration est accélérée.

1191. Une chambre à coucher meublée hygiéniquement n'aurait que le lit; la salle à manger n'aurait que la table et la cuisine serait toute dans la cheminée.

1192. Partout où règne une odeur, l'air est impur.

1193. Lorsque la mauvaise hâleine vient de la bouche, l'air expiré par le nez en a perdu l'odeur.

1194. Respirer un air souillé, c'est absorber des ordures.

1195. Si l'on connaissait tout le danger des émanations putrides, on n'aurait pas moins de zèle à enfouir les immondices qu'à emprisonner les assassins.

1196. Les maladies climatériques viennent de l'infection de l'air plus que de la température qui les fait éclore.

1197. Ce ne sont pas les prisons, ce sont les hôpitaux qui devraient être cellulaires, avec une cheminée toujours ouverte dans chaque chambre.

1198. Pourquoi n'attire-t-on pas l'air des égouts par une haute cheminée qui le disséminerait dans l'athmosphère et où l'on aurait pu décomposer les miasmes?

1199. L'air se change mieux dans une chambre par une ouverture supérieure qui le laisse sortir et une inférieure qui le renouvelle, que par des ouvertures au milieu qui le font remuer sans régularité.

Température.

1200. Outre la nourriture, le sang porte la chaleur et la stimulation.

1201. L'action appelle le sang, le sang appelle l'action.

1202. Plus l'air est sec et chaud, plus la guérison peut être prompte, l'inflammation vive, la complication rapide.

1203. Une température fraîche est calmante; plus froide ou plus chaude, elle est excitante d'abord, débilitante ensuite.

1204. La chaleur est excitante; elle épuise en augmentant l'action et en diminuant la nutrition.

1205. De 10 à 20 degrés centigrades, la chaleur plaît, de 20 a 30 elle fatigue, de 30 à 40 elle blesse, de 40 à 50 elle tue en se prolongeant.

1206. La grande chaleur du lit ou des vêtements, ou des appartements, ou de la saison, ou du climat épuise à la longue comme tous les excitants.

1207. Les appartements bien chauffés et bien clos donnent plus de maladies qu'ils n'en épargnent.

1208. Le froid augmente la faim.

1209. Le froid augmente la circulation dans les vaisseaux superficiels; de là, fraîcheur du teint, santé et, par excès, maladies des muqueuses; la chaleur a un effet contraire; de là, teint jaune, langueur et maladie des organes profonds.

1210. Les personnes grasses craignent moins le froid que les maigres et sont plutôt défaites par les grandes chaleurs.

1211. Il faut s'accoutumer aux changements de

température et y prendre garde ; la plupart des maladies apparaissent à leur suite.

1212. Un refroidissement subit est plus dangereux qu'une chaleur momentanée ; l'habitude de la chaleur est plus dangereuse que celle du froid.

1213. Ce n'est pas le froid qui enflamme les tissus, c'est la réaction chaude qui suit ; il faut la modérer, la faire venir de la circulation qui dégage et non de la température qui engorge.

1214. C'est la circulation qui guérit et l'engorgement qui aggrave.

1215. La chaleur après le froid n'est pas moins dangereuse que le froid après la chaleur.

1216. Plus le refroidissement est à craindre, plus on doit éviter une grande chaleur.

1217. Une chaleur locale est un révulsif puissant.

1218. L'humidité diminue la circulation, l'inervation et la nutrition ; elle affaiblit tout.

1219. Où vous craignez l'enflure, évitez les lotions chaudes.

1220. Une vapeur est un gaz qui entraîne des molécules. La vapeur d'eau paraît être du gaz aqueux chargé de molécules d'eau ; plus l'évaporation est rapide, plus elle en entraîne.

1221. L'humidité délétère est due aux molécules d'eau plus qu'au gaz aqueux.

1222. Les brouillards abondent dans l'air humide et tranquille, comme les êtres organisés dans les eaux dormantes.

1223. Tout ce qui rend le sol inégal favorise la formation du brouilard.

1224. Ne vous arrêtez pas où les brouillards passent et ne passez pas où ils s'arrêtent.

1225. Plus le pays est humide et chaud, plus la

fièvre intermittente a de violence ; plus le pays est humide et froid, plus la fièvre typhoïde a de gravité.

1226. On prend surtout la fièvre intermittente dans les champs et la fièvre typhoïde dans les habitations.

1227. La chaleur, dans les pays humides, a l'effet des pluies dans les pays chauds.

1228. Le changement d'air, de climat, de saison guérit souvent des maladies chroniques et fait quelquefois éclore les maladies aiguës. Tout changement stimule.

1229. L'air du printemps et celui de la campagne activent la circulation.

1230. Les névroses sont plus fréquentes à la ville, les inflammations à la campagne.

1231. Les maladies deviennent plus ordinairement chroniques à la ville qu'à la campagne.

1232. L'habitant des campagnes guérit ou meurt plus facilement que celui des villes.

1233. Les émanations des villes excitant sans cesse les nerfs, contribuent à produire la grande différence de leurs habitants avec ceux des campagnes.

1234. Aucune ville ne serait habitable si les émanations ne s'y neutralisaient pas les unes par les autres.

1235. Pour assainir les campagnes, variez les cultures ; pour assainir les villes, mêlez les états.

1236. Les femmes, comme les fleurs, sont plus fraîches, mais passent plus vite aux champs qu'à la ville.

1237. Le climat favorable aux uns est défavorable aux autres ; on ne devient pas centenaire par telle constitution ou par tel climat, mais par l'harmonie du climat et de la constitution.

1238. Par le changement de climat, on peut espérer la guérison des maladies dont les révolutions des âges ou des saisons guérissent.

1239. Les organes qu'un climat excite sont ceux qui contractent les maladies de ce climat.

1240. Les maladies du printemps viennent souvent de l'hiver; celles de l'automne, de l'été.

1241. La même température qui fait sortir les humeurs au printemps les fait rentrer en automne.

1242. Les pores étant ouverts en été et fermés en hiver, la même température les épanouit au printemps et les contracte en automne; de là les différences que présentent les maladies dans ces deux saisons; affections profondes dans l'une, éruptions dans l'autre.

1243. Plus l'été a été chaud ou l'hiver froid, plus les saisons intermédiaires ont de dangers.

1244. Les névroses sont plus communes en automne, les inflammations au priutemps.

1245. Les maladies sténiques viennent souvent de l'hiver; les asténiques, de l'été.

1246. Les maladies de l'été sont celles des climats chauds, les affections de l'hiver sont celles des pays froids. Les personnes que l'été fatigue ne doivent pas, dans notre hémisphère, aller au sud, ni celles que l'hiver blesse aller au nord.

1247. Quand la chaleur vient on s'épanouit, quand la chaleur passe, on se contracte. Le printemps porte à la gaîté, l'automne à la tristesse, l'été à la fureur, l'hiver au repos.

1248. Aucun temps, aucun lieu, aucun état n'est parfaitement sain, ni bon pour tout le monde.

1249. Un appartement doit pouvoir s'ouvrir et se fermer à toutes les influences de l'air et du soleil.

1250. Le changement de température est un exercice puissant.

1251. Faites changer de climat celui qu'une maladie chronique a frappé.

1252. Quand l'économie est saturée d'un principe qui veut éclore, le moindre accident peut le développer, soit en excitant, soit en affaiblissant.

1253. Les variations excitent les nerfs.

Mouvements.

1254. Tous nos mouvements se réduisent à une contraction ou à un épanouissement : l'action nerveuse contracte, l'action circulatoire épanouit.

1255. La contraction est accompagnée de peine, l'épanouissement de plaisir. La peine amène la contraction, comme la contraction la peine ; le plaisir amène l'épanouissement, comme l'épanouissement le plaisir.

1256. Tout plaisir épanouit, tout épanouissemént plaît ; toute peine contracte, toute contraction est une peine.

1257. Augmentez la circulation, vous diminuerez a contraction, rien ne calme mieux les peines qu'un exercice agréable.

1258. La vivacité de la circulation dispose au plaisir.

1259. Un toucher caressant ouvre les tissus et appelle la circulation, il dilate et amène enfin la flétrissure, même loin de son siége.

1260. Défiez-vous de tout plaisir très vif, il n'en est aucun dont la fréquence n'abrége la vie.

1261. La peine et le plaisir sont les deux côtés d'une même chose.

1262. De même que la contraction et le relâchement se succèdent nécessairement, la peine et le plaisir se suivent. Aucune vie n'en est exempte, la plus douce ne peut être que la plus modérée.

1263. Les peines de l'esprit suppléent à celles du corps; si l'on est sans fatigues, sans regrets, sans inquiétudes, l'ennui vient les remplacer et contracter des fibres que le bonheur relâchait.

1264. Le travail doit remplir l'intervalle des plaisirs.

Instincts.

1265. La pensée ne peut être comparée à rien. Les mouvements volontaires dépendent d'elle, les mouvements instinctifs l'entraînent ou s'en passent.

1266. Les sensations appartiennent à l'intelligence; les sentiments, aux instincts. Les sensations nous éclairent, les sentiments nous mènent.

1267. Les instincts se développent, comme les organes, à des âges divers. L'instinct précède l'intelligence. En mettant le doigt à la bouche d'un enfant qui naît, on peut s'assurer qu'il tette de prime-abord avec une perfection que l'art ne donnerait pas.

1268. La souffrance diminue les instincts et augmente l'intelligence.

1269. L'instinct exprime un besoin ou en est un lui-même.

1270. Chaque animal, outre les instincts communs qui arrivent jusqu'à sa classe, a un instinct particulier qui concerve son espèce ; l'instinct particulier à l'homme, c'est la raison. Elle lui est donnée pour coordonner les autres instincts.

Besoins.

1271. La satisfaction d'un besoin calme, mais si l'on continue on excite.

1272. Un faux-besoin ne peut pas être satisfait, plus on le sert, plus on l'irrite.

1273. Le mariage ne peut soulager la nymphomane qu'en satisfaisant ses vrais besoins ; rien ne satisfera les faux.

1274. Les vrais besoins viennent de la nature et de la santé ; les faux, de la maladie et de l'imagination.

1275. Une excitation spéciale fait sentir le besoin, tout ce qui irrite peut l'augmenter. Les calmants diminuent les besoins.

1276. Les habitudes deviennent des besoins, des instincts, des passions.

1277. Si l'on est fort et que l'on veuille se fortifier, il faut varier ses habitudes ; si l'on est faible et que l'on veuille se conserver, il faut scrupuleusement garder les meilleures.

1278. Se faire des habitudes quand on est jeune,

c'est se rendre vieux; quand on est vieux, c'est se rendre jeune; elles sont la faiblesse des forts et la force des faibles.

1279. On n'a perdu ses vieilles habitudes que quand on en a pris de nouvelles.

Passions.

1280. La passion est l'exagération ou la prédominance d'un instinct.

1281. Les passions ne sont pas moins contre la santé que contre la raison; elles appartiennent à la médecine, comme à la morale.

1282. La passion est une petite maladie qui peut mener à une grande.

1283. Le médecin qui ne sait traiter que le mal physique ignore la moitié de son art; l'esprit n'est pas moins maladif que le corps.

1284. Le chagrin est une maladie, les consolations, les distractions en sont le remède.

1285. La consolation qui fait penser au chagrin, va contre son but; elle doit le faire oublier.

1286. Le mal moral des peines imaginaires n'est pas moins grand que celui des peines réelles.

1287. Les souffrances morales ne sont ni moins douloureuses, ni moins dangereuses que les souffrances physiques.

1288. Les peines de l'esprit peuvent causer toutes les névroses; elles ralentissent la circulation, facilitent les dégénérescences et retardent les guérisons qu'elles n'empêchent pas.

1289. La peur est plus dangereuse à la fin des maladies qu'au début, parce qu'elle débilite au moment où la stimulation est devenue nécessaire.

1290. L'abus de soi-même a l'effet des passions tristes; il n'épanouit pas comme l'amour heureux.

1291. L'esprit ne repose pas dans le vague; il faut l'occuper.

1292. L'hésitation fatigue plus que l'action, une vie réglée repose.

1293. S'arrêter sur une pensée pénible, c'est fixer une douleur.

1294. Quand la maladie morale semble tenir à une idée, il ne suffit pas d'éloigner cette idée pour la guérir; c'est la disposition de l'esprit qu'il faut changer.

1295. Ce qui fortifie les bons sentiments affaiblit les mauvais; ce qui augmente une passion diminue les autres.

1296. Plus une passion est vive, plus sa terminaison est proche.

1297. Par une sorte de métastase, les passions peuvent se changer en maladies et les maladies en passions.

1298. Les maladies laissent des passions, comme les passions des maladies; l'hypocondrie est la plus fréquente, elle est la passion de la crainte.

1299. L'attention est un effort.

1300. L'attention concentre les forces motrices et même les forces vitales, comme celles de la pensée.

1301. L'attention augmente en un point la force physique, comme la force morale. L'effort d'un seul bras est plus puissant que quand l'autre bras le partage.

1302. L'attention porte la force morale sur la

force physique, comme la force physique sur la force morale. Le travail diminue la pensée, comme la pensée le travail, et leur excès diminue les fonctions organiques.

1303. Les émotions épuisent, elles sont des efforts involontaires.

Ivresse.

1304. L'ivresse est une maladie complète avec fièvre, délire et coma ; sa rapide guérison due au facile évanouissement de sa cause, montre la puissance curative de la nature.

1305. L'ivresse est un empoisonnement éphémère. Toutes les substances enivrantes sont des poisons.

1306. L'ivresse est une excitation, l'excitation est comme une ivresse ; tout ce qui excite étourdit.

1307. Dans le chagrin, comme dans la joie, il y a une excitation qui rend l'ivresse plus facile.

1308. Tout ce qui pousse le sang à la tête augmente l'ivresse.

1309. Tout excès, toute passion, toute exaltation enivre.

1310. L'excitation qui précède le mal est souvent agréable, c'est ce qui porte à faire excès des spiritueux et usage du tabac.

1311. Ce que nous recherchons, c'est ce qui nous enivre. La danse plaît par l'ivresse qu'elle donne.

1312. L'épanouissement toujours agréable, étant facilité par les anasthésiques, fait rechercher l'ivresse.

1313. L'ivresse alcoolique semble agir davantage sur l'intelligence des jeunes gens et les mouvements des vieillards ; elle paralyse enfin plus qu'elle ne dérègle.

1314. Le vin irrite d'abord et noie enfin toutes les passions.

Colère.

1315. La colère est une ivresse, un délire.

1316. Une irritation précède la colère comme la fièvre.

1317. La colère est mauvaise, surtout au cœur et à la tête.

1318. L'éclat de la colère ne peut soulager qu'en épuisant l'irritation, il faut éviter l'excitation qui l'amène.

1319. La colère porte à la colère, elle est contagieuse et s'entretient par elle-même.

Exercice.

1320. La maladie demande le repos ; la convalescence, l'exercice ; la santé, le travail.

1321. L'exercice de l'esprit n'est pas moins nécessaire que celui du corps à la santé, à une longue vie.

1322. Le travail de l'esprit fatigue et épuise plus que celui du corps.

1323. Tout effort épuise.

1324. Les efforts de l'esprit ne sont pas moins contraires à la santé que ceux du corps. Une forte émotion est une violence.

1325. Tout excite les nerfs, le repos seul les calme.

1326. L'excitation morale épuise toujours, elle ne permet aucun repos.

1327. La fatigue fait éclore les maladies aiguës; le repos, les maladies chroniques.

1328. Le repos après l'action et l'action après le repos, en se prolongeant, disposent également aux maladies inflammatoires.

1329. On se porte mieux avec un mauvais régime et le travail que dans l'oisiveté avec un bon régime.

1330. L'exercice est bon quand la nutrition peut se faire, il est très bon quand il l'augmente.

1331. La langueur qui vient du repos demande l'action, celle qui suit l'épuisement exige le repos.

1332. Le repos, pour être efficace, ne doit pas être long : l'exercice est plus nécessaire au bon effet du repos que le repos à celui de l'exercice.

1333. L'exercice engraisse, il facilite l'assimilation ; l'exercice amaigrit, il facilite la désassimilation.

1334. L'exercice exagéré d'un organe l'épuise après avoir épuisé ses forces.

1335. Le travail forcé abrége la vie, le travail libre la conserve, parce qu'il reste dans la mesure des forces.

1336. Aucun exercice ne vaut le travail.

1337. Mieux le travail est réglé, moins il fatigue.

1338. L'exercice qui ne chasse pas le mal l'aggrave.

1339. Entre le repos nécessaire à la guérison d'un organe et l'exercice indispensable à ses fonctions, il faut trouver un milieu et s'y tenir.

1340. L'accélération de la circulation cause des maladies inflammatoires ; sa lenteur, des maladies nerveuses ; sa perversion, des dégénérescences.

1341. La vivacité vient de l'esprit plus que du corps.

1342. Moins on pense, plus on est lent ; plus on sent, plus on est vif.

1343. La pensée exerce le système nerveux, comme l'action le système musculaire.

1344. La mollesse est un excès, tout excès atrophie ou hypertrophie.

1345. Tout excès amène un autre excès.

1346. Ce qui augmente à la fois la circulation et la contraction est doublement pénible ; rien ne fatigue plus qu'un exercice désagréable.

1347. La liberté de l'esprit n'est pas moins nécessaire à la santé que celle du corps. La santé veut la liberté.

1348. Les actions qui ne sont pas d'accord avec la pensée détruisent l'harmonie, elles enlaidissent, elles sont malsaines.

1349. Il y a une hygiène de l'esprit aussi nécessaire que celle du corps.

1350. Un exercice modéré de la pensée stimule le corps, comme le mouvement du corps anime l'esprit.

1351. L'harmonie peut manquer par la stimulation, comme par la force des organes.

1352. De même que l'on boitera avec deux bonnes jambes, si elles sont inégales, on perdra la santé par le manque d'harmonie des organes ou de leurs fonctions.

1353. Le développement d'un organe ou d'une fonction ne nuit aux autres que s'il est exagéré; modéré, il y sert.

1354. Le vêtement qui gêne un organe nuit à l'économie entière, en gênant les mouvements et la circulation.

1355. Un vêtement serré est nuisible, même à la difformité qu'il prétend corriger.

1356. Quand la circulation ne parvient pas à distendre les tissus, elle les enflamme.

1357. L'exercice d'un organe y augmente la circulation. Il fait du bien s'il est à propos que la circulation y soit augmentée; il fait du mal s'il est à propos qu'elle y soit diminuée.

1358. L'exercice diminue le sang que l'on a et augmente celui que l'on aura.

1359. La santé mènerait la vieillesse à la pléthore si les progrès de l'âge ne diminuaient pas la nutrition.

1360. Le repos, comme le temps, laisse accumuler, puis perdre la force; il ne la produit pas.

1361. Le repos est un plaisir par le relâchement des fibres; le travail est une peine par leur contraction.

1362. L'action des organes est nécessaire à leur nutrition, comme la nutrition à leur action.

1363. Plus la vie est sédentaire, plus les dégénérescences, les hydropisies, les phthisies, les fièvres typhoïdes et les affections nerveuses sont à craindre.

1364. Après le repos, le travail; après le travail, le repas.

1365. Huit heures de travail, huit heures de loisirs et huit heures de sommeil doivent se trouver dans la journée.

1366. Les occupations réglées sont les seules qui reposent l'esprit; les autres ne peuvent que le distraire.

Sommeil.

1367. Le sommeil est le plus grand des repos.

1368. Plus le sommeil est profond, plus il est réparateur.

1369. Soignez autant le sommeil que la digestion; à table, n'ayez que des idées gaies; au lit, cessez de penser. Le lever doit être une renaissance.

1370. La perte du sommeil est plus grave que celle de l'appétit. On peut manger sans appétit; on ne peut pas dormir sans sommeil.

1371. Toute maladie qui empêche le sommeil est sérieuse.

1372. Perdre le sommeil, c'est avoir perdu la santé.

1373. Tant qu'un mal empêche le repos, il ne tend pas à guérir.

1374. Les douleurs que le sommeil ne calme pas font craindre une lésion.

1375. L'insomnie dessèche, les veilles usent.

1376. Le rêve est un commencement d'insomnie.

1377. On se met au lit avec moins de plaisir qu'à table et l'on en sort avec plus de peine.

1378. A trop dormir on perd le sommeil comme à trop manger l'appétit.

1379. Les grands dormeurs sont gras ou malades.

1380. La sieste n'est bonne que dans les climats chauds; elle est mauvaise après le repas, surtout quand la digestion est difficile.

1381. Rester couché sur le dos nuit aux reins; sur le ventre aux poumons; sur le côté gauche, au cœur.

1382. Dormir sans être couché, fatigue le corps; être couché sans dormir, fatigue la tête; le lit sans le sommeil et le sommeil sans le lit sont à éviter.

1383. Un lit dur est excitant; un lit tendre est débilitant.

1384. L'excitation du système urinaire, quand on reste couché sur le dos, produit quelquefois une excitation vénérienne. Les lits durs obligeant au décubitus dorsal ont souvent cet effet.

1385. Quand un organe est irritable, il faut éviter le décubitus qui peut y porter le sang.

1386. Il n'est jamais bon de garder la même position très longtemps.

Tempérament.

1387. Les maladies viennent du caractère comme du tempérament.

1388. Le caractère est un tempérament.

1389. La dissimulation porte au tempérament bilieux; la réflexion, au nerveux; l'expansion, au sanguin.

1390. Les gens bilieux se portent bien quand ils évitent la chaleur et les stimulants; les personnes nerveuses ont besoin d'air et de chaleur, d'exercices corporels et de calme d'esprit ; il est bon qu'on les ménage et qu'elles ne se ménagent pas.

1391. Le tempérament sanguin est plus dangereux pour les hommes, le nerveux pour les femmes. Les travaux épuisent chez l'homme la prédominance nerveuse ; la génération épuise dans la femme la prédominance sanguine.

1392. Quand le tempérament change, il faut prendre garde aux maladies du tempérament nouveau.

1393. L'atrophie du système sanguin cause l'hypertrophie du système lymphatique.

1394. La mollesse rend lymphatique.

1395. Les femmes lymphatiques doivent éviter d'avoir des enfants, pour elles et pour eux.

1396. Les hommes sanguins sont prédisposés aux apoplexies et s'ils mangent beaucoup ils y sont destinés.

1397. L'homme qui craint la pléthore doit habiter la ville, occuper sa tête et ménager son ventre ; l'homme nerveux doit vivre à la campagne, occuper ses bras et reposer sa tête.

1398. Dès que les inconvénients de la pléthore n'augmentent plus, la diète suffit pour la diminuer.

1399. Les selles abondantes préservent de la pléthore.

1400. Quand la susceptibilité des sens augmente, il y a prédominance du système nerveux.

1401. C'est surtout vers le commencement et à la fin de la virilité que les palpitations, les maladies nerveuses apparaissent.

1402. Les personnes qui doivent périr par le ventre sont souvent grasses ; celles qui doivent périr par la poitrine sont ordinairement maigres.

1403. Des membres grêles et une poitrine étroite font craindre la phthisie.

1404. Des membres fins et une large poitrine font prévoir l'obésité.

1405. Les personnes dont la charpente osseuse est très développée ont les muscles puissants, les nerfs peu irritables, les organes digestifs et génitaux volumineux; elles sont sujettes aux phlegmasies et aux rhumatismes.

1406. Plus une petite main est longue, plus le sujet est délicat; plus une grosse main est courte, plus le sujet est grossier.

1407. Les personnes très grasses sont exposées à mourir subitement; les maigres, promptement; les lymphatiques, lentement; les nerveuses, douloureusement.

1408. La folie frappe surtout le tempérament sanguin et le nerveux; il est rare qu'elle atteigne les personnes très grasses.

1409. Les bilieux sont plus sujets à l'hypocondrie qu'à la folie.

Obésité.

1410. L'obésité vient de la santé et mène à la maladie. Elle est bonne quand elle vient, mauvaise quand on l'a et dangereuse quand elle se retire. On n'engraisse jamais trop lentement.

1411. Les personnes très grasses travaillent rarement assez et mangent toujours trop.

1412. De tous les maux qui résultent d'uné alimentation trop abondante, l'obésité est le moindre.

1413. Pour ne pas engraisser en mangeant trop, il faut prendre une autre maladie; l'entérite, l'hépatite, la goutte ou la pléthore apoplectique.

1414. L'obésité résulte surtout des fécules; la pléthore, des grosses viandes; la goutte, du gibier; l'hépatite, des assaisonnements; l'entérite, de ce qui ne se digère pas.

1415. Nourrissez d'herbages ceux qui veulent maigrir; de fécules, ceux qui veulent engraisser, et de chair ceux qui veulent se fortifier.

1416. Tout ce qui accélère la circulation amaigrit.

1417. Le travail de l'esprit amaigrit comme celui du corps.

1418. Quand l'obésité vient, c'est assez de l'arrêter, les accidents de la vie la diminueront.

1419. Craignez l'hypocondrie, les névroses et les répercutions pour celui qui maigrit violemment.

1420. Les maladies nerveuses se calment lorsque l'on engraisse et s'exaspèrent lorsque l'on maigrit.

1421. Les personnes grasses ne sont pas exemptes des maladies nerveuses, mais il est rare qu'elles en meurent.

1422. L'obésité calme toutes les passions, excepté celles qui l'engendrent: la gourmandise et la paresse.

1423. La maigreur du travail est bonne; la graisse du repos est mauvaise; il vaut mieux maigrir par le travail que par la diète ou les évacuations; il affaiblit moins et n'appelle pas les névroses.

1424. Plus la graisse est près des organes de la

digestion, plus elle peut passer et revenir promptement.

1425. Plus la taille est élevée, moins l'obésité est
dangereuse.

1426. L'obésité ne gêne pas moins la circulation
que la respiration. Elle diminue la quantité du sang
en resserrant ses vaisseaux.

1427. Les personnes qui ont les poumons irritables maigrissent; celles qui ont l'estomac irritable
engraissent souvent.

1428. Tous les corps gras qui sont dans l'organisme n'ont pas la nutrition pour seul objet.

1429. La fécule est la graisse nutritive des végétaux.

Ages.

1430. Des atrophies et des hypertrophies de systèmes caractérisent les âges comme les tempéraments.

1431. L'homme est formé à vingt ans, mûr à qua-
rante, vieux à soixante, caduc à quatre-vingts, ex-
ceptionnel à cent.

1432. La femme est jeune pendant sa virilité,
vieille ensuite.

1433. Les signes de la décrépitude arrivent à des
époques moins fixes et moins promptes que ceux
du développement.

1434. La floraison, comme la puberté, est plus
précoce près des villes qu'au sein des campagnes.

1435. La vie, dans les maisons, est celle qui modifie le plus l'individu et l'espèce. La vie au grand air rapproche de l'état sauvage.

1436. La vie sédentaire exalte l'intelligence, excite aux plaisirs sexuels, porte à l'obésité et diminue la plupart des autres fonctions.

1437. Plus on est jeune; plus on est exposé aux maux qui viennent des autres; plus on est âgé, plus on est exposé à ceux qui viennent de soi-même.

1438. Craignez dans l'enfance pour la tête, dans la jeunesse pour la poitrine, dans l'âge mûr pour les entrailles, dans la vieillesse pour le bas-ventre, à tous les âges pour l'estomac.

1439. Dans la jeunesse, craignez l'amour ; dans l'âge mûr, craignez la table ; dans la vieillesse, craignez le repos.

1440. Le repos est meilleur ou plus mauvais aux vieillards qu'aux jeunes gens, parce que chez eux il est plus complet.

1441. L'enfance aime la distraction, la jeunesse l'action, l'âge mûr le succès, la vieillesse le calme ; chaque âge a besoin de ce qu'il aime.

1442. La jeunesse n'assure pas la vie ; le nombre des enfants qui précèdent leur père dans la tombe n'est pas moins grand que le nombre de ceux qui le suivent.

1443. Plus on est avancé en âge, moins la maladie a d'activé et plus la guérison est difficile.

1444. Les sensations, comme les sécrétions, diminuent quand l'âge augmente.

1445. Un sens comprend l'organe grossier et celui de la pensée ; il peut être bon par l'un ou par l'autre, mais il n'est parfait que par l'excellence des deux.

1446. La vie use, puisque l'on vieillit ; les excès

tuent, puisqu'ils amènent une vieillesse prématurée.

1447. Rien ne vieillit tant que les passions ; leurs traces ne s'effacent guère.

1448. A mesure qu'un corps se sature, ses affinités diminuent, non qu'elles soient moins fortes, mais une portion des molécules est saturée.

1449. L'enfance doit des maladies à sa faiblesse, elle en doit d'autres à sa sensibilité ; celles de la sensibilité lui sont propres, celles de la faiblesse viennent aussi aux vieillards.

1450. Les vieillards sont plus exposés par les causes qui viennent des choses ; les enfants, par celles qui viennent des gens.

1451. L'adulte peut quelquefois compter sur sa force pour braver les causes extérieures de maladies, mais l'enfant et surtout le vieillard doivent toujours les éviter.

1452. L'affinité des corps à l'état naissant est plus grande : image de la jeunesse.

1453. Dans l'enfance, l'organe vient avant la fonction ; dans la vieillesse, la fonction se retire avant l'organe. Les fonctions voisines produisent l'organe de la fonction qui va éclore ou s'emparent de ce qui va cesser.

1454. Beaucoup de calculateurs arrivent à un âge très avancé ; ce n'est pas le travail de l'esprit qui tue, c'est ce qui le passionne.

Génération.

1455. L'homme seul n'est pas complet, puisque seul il ne peut pas se reproduire; il doit considérer sa femme comme une partie de lui-même.

1456. La virilité de l'homme, comme la menstruation de la femme, préserve de plusieurs maladies; mal réglée, elle en donne d'autres.

1457. L'amour est bon, les amours sont mauvais.

1458. Rien ne préserve des amours comme l'amour, ni des femmes comme le mariage.

1459. Celui qui abuse de lui-même devient insensible, au physique comme au moral, de l'amour, et incapable de l'exercer.

1460. Les personnes qui abusent d'elles-mêmes, quoique avec réserve, sont sujettes à des névroses, à des gastralgies surtout, qu'un retour à la nature seul peut guérir.

1461. L'instinct sexuel commence à s'éveiller chez les enfants par la curiosité qui le réveille encore à tous les âges. Plus l'amour a de mystères, plus il a d'attraits.

1462. Dans la jeunesse, la virilité peut supporter des privations; dans l'âge mûr, des satisfactions; dans la vieillesse, des provocations.

1463. Les excitations génitales prolongées mènent aux maladies de la vessie et de la matrice, quand elles n'en viennent pas.

1464. L'excitation de la matrice développe les seins; son irritation les flétrit; son inflammation prolongée les atrophie.

1465. L'irritation de la matrice n'est pas moins défavorable à la génération que son inertie.

1466. L'accouchement est dû à l'excitation de la matrice; tous les irritants sont dangereux pendant la grossesse.

1467. L'immunité de la vessie des femmes vient surtout de ce que le centre de l'excitation sexuelle est à la matrice.

1468. Dans la grossesse, il y a une excitation naturelle, une plénitude qui vient de la santé et qu'il faut se garder de combattre, surtout par la saignée.

1469. Il y a turgescence à la face au commencement et à la fin de la grossesse; il y a dépression, étirement des traits quand l'enfant se développe.

1470. Une femme languissante peut donner naissance à un enfant bien nourri; la plus jeune force d'assimilation étant la plus grande.

1471. Le seigle ergoté devrait être réservé pour l'hémorrhagie qui suit quelquefois la délivrance; avant, il peut enchatonner le placenta, étouffer l'enfant ou fermer la matrice. Il sauve peu de femmes et tue beaucoup d'enfants.

1472. Entre le visage d'une femme et ses organes secrets il y a des rapports plus certains qu'entre la physionomie et le caractère; on en peut trouver les lois. La singularité d'une telle recherche en rendrait l'auteur célèbre [1].

---

[1] Le Docteur Volber ayant accompli ce travail, livre à la presse un volume qui aura pour titre : *Le Sanctuaire de l'amour, vu sur la physionomie, avec ses différences selon les tempéraments, les âges et les mœurs.*

Vie.

1473. Les forces physiques, les forces chimiques et les forces physiologiques diffèrent essentiellement ; il y a autre chose qu'un mouvement dans la combinaison et autre chose qu'une combinaison dans la vie.

1474. La force physique remue les corps ; la force chimique change leur état ; la force physiologique les organise et les anime.

1475. La plus petite cellule vivante a autre chose que de la matière et du mouvement.

1476. Les lois de la matière morte ne suffisent pas pour expliquer la nutrition ; les lois de la nutrition ne suffisent pas pour expliquer la spontanéité.

1477. La matière morte a des mouvements nécessaires ; la matière vivante a des mouvements spontanés.

1478. La nutrition caractérise la vie ; la spontanéité caractérise la sensibilité ; rien ne se nourrit que ce qui vit ; rien n'est spontané que ce qui sent.

1479. Les mouvements que la nutrition suppose, même dans les plantes, ont un choix ; ce sont encore des mouvements spontanés.

1480. Une sorte d'instinct existe dans les plantes, préside aux mouvements de leurs organes, accommode les individus aux circonstances et fait prendre à chaque espèce le port qui lui est propre.

1481. Les polypiers mêmes, quoique construits par plusieurs, ont dans leurs formes une harmonie qui fait que ceux de chaque espèce se ressemblent.

1482. Les végétaux ont une portion d'instinct, comme les animaux, une portion d'intelligence.

1483. Tant qu'elles restent à l'état normal et qu'il n'a pas besoin d'y prendre garde, l'homme ne sent pas mieux qu'un arbre les innombrables modifications qui entretiennent ses organes.

1484. Il y a une circulation interstitielle et une innervation moléculaire; c'est là que les phénomènes intimes se passent.

1485. La nutrition, la circulation, l'innervation et la locomotion, comme la génération, peuvent se faire sans appareils distincts, puisque les animaux inférieurs en sont privés.

1486. Une simple molécule organique est un animal complet; elle ne vivrait pas sans cela.

1487. Les fonctions, en ce qu'elles ont d'essentiel, se font dans les molécules; les appareils n'en montrent que la généralisation.

1488. Les tissus sont des appareils.

1489. Le développement d'un être vivant résulte d'une succession d'organes qui s'ajoutent les uns aux autres, selon le milieu où il se trouve et la puissance de son espèce. Un homme vit plus qu'un bœuf et moins qu'un éléphant.

1490. Une atrophie générale fait les nains; une hypertrophie générale fait les géants.

1491. La force de reproduction explique certaines monstruosités par excès; un organe déplacé est remplacé.

1492. Les organes fluides doivent être considérés comme les solides.

1493. Les êtres dont la vie doit être courte ont le corps tendre.

1494. L'évolution d'un organe accélère la fin de ceux qui l'ont précédé.

1495. Moins le corps vivant a de volume, plus sa vie est active et plus elle est fragile.

1496. Les grands corps, comme les grands Etats, sont sujets à plus de vices, mais y résistent mieux que les petits.

1497. L'union fait tout, la désunion défait tout.

1498. Plus une organisation se développe, plus jusqu'à son terme elle prend de forces; chaque molécule vivante à sa force propre ajoute une force générale. La fin arrive quand les vieilles molécules empêchent le développement des nouvelles.

1499. Pour ne pas vieillir, il faudrait ne rien acquérir; l'accumulation de ce qui a vécu donne la mort.

1500. L'exercice et la sobriété retardent la vieillesse.

1501. Plus les parties sont éloignées du centre, moins elles ont de vie; plus elles sont exposées aux maladies et moins leurs maladies sont graves.

1502. Plus un organe est important, moins il varie.

1503. L'organe ayant une étendue, peut être lésé en un point et continuer ses fonctions par les parties restées saines; l'effet qui exige le plus d'effort est arrêté le premier.

1504. Chaque organe vivant a sa vie propre, outre la vie commune qui préside à l'agrégation.

1505. L'organe qui ne remplit pas ses fonctions devient un corps étranger.

1506. Tant que l'organe qui reproduit l'organe malade est sain, la guérison est possible.

1507. Entretenir, c'est reproduire; l'organe de reproduction est toujours l'organe d'entretien.

1508. Les cheveux coupés croissent plus vite, parce que ce qui servait à leur entretien sert à leur croissance.

1509. La génération est comme la reproduction d'un organe, une extension de la nutrition, un agrandissement.

1510. Le mouvement ne peut pas se manifester sans la matière plus que la vie sans l'organisation.

1511. Sans l'air, la chaleur, le carbone, l'eau et la vie elle-même, nous ne rencontrons jamais la vie.

1512. L'art seul n'a jamais fait rien de vivant.

Vie de l'espèce.

1513. Si le principe de la vie peut être connu, c'est dans la génération qui le conserve ou le reproduit qu'on le découvrira.

1514. Quand la portion qui se sépare d'un être vivant peut continuer à vivre, elle le reproduit.

1515. La plante rampante peut vivre toujours en abandonnant le vieux pied; ce sont les parties vouées à la mort et dont nous ne pouvons nous séparer, qui arrêtent notre vie. Le germe qui se sépare continue de vivre.

1516. La bouture laissée à la plante meurt avec elle; séparée, elle la reproduit; la mort du pied entraîne celle de la branche.

1517. En continuant la vie par greffe ou bouture,

on augmente l'effet des habitudes et l'on empêche
le retour au type de l'espèce.

1518. Le mariage entre parents augmente la pro-
pension aux maladies de la famille et du climat.

1519. Le concours de deux sexes à la reproduction fait un croisement qui tend à ramener l'espèce
au type.

1520. La vue d'un mulâtre démontre mieux que
les théories la part égale des deux sexes dans la
procréation.

1521. L'espèce est la continuation de l'individu
qui se multiplie en se divisant. La limite de l'espèce
est dans les limites de la reproduction.

1522. L'organisation, moyen de la vie, semble
aussi son but. Tout ce que l'être vivant fait est pour
l'entretenir, la développer et la multiplier.

1523. Tout le progrès de l'animal est dans son
corps ; celui de l'homme est surtout dans son intelligence ; celui de l'humanité est dans les connais-
sances acquises.

1524. La permanence des espèces est une observation ; leur transformation est une hypothèse.

1525. Ce qui prouve le mieux que les hommes ne
forment qu'une espèce, c'est qu'ils ont tous les mêmes instincts.

1526. L'individu se conserve par le renouvellement de ses molécules organiques, et l'espèce se
conserve par le renouvellement des individus, organes de l'espèce.

1527. L'organe garde sa même vie, malgré le renouvellement de ses molécules ; l'individu garde
aussi la sienne, malgré le changement de ses organes. L'espèce continue également de vivre malgré
la perte des individus qui la constituaient d'abord.

1528. Dans l'homme, comme dans le reptile que l'on découpe, la mort est successive. La vie est multiple : comment se multiplierait-on sans cela ?

1529. La chaleur existe avant d'échauffer un corps ; la lumière existe avant de le colorer ; la vie existe-t-elle avant de l'animer ?

1530. La vie a-t-elle fait l'embryon ou l'embryon a-t-il fait la vie ? La vie a dû faire l'embryon, puisque l'embryon sans la vie ne peut rien faire.

1531. L'embryon est un germe qui se développe ; le germe, c'est encore la mère fécondée ; il en a fait partie ; il n'est pas mort en s'en séparant ; il a toujours la même vie organique.

1532. La fécondation joint des particules vivantes du père à celles de la mère ; elles complètent le germe.

1533. Nous vivons positivement de la vie et d'abord de la matière même de nos parents, qui continuent de vivre en nous avec des organes renouvelés, des pensées nouvelles, mais non avec une nouvelle vie organique.

1534. Ces organes variés, ces pensées changeantes qui nous frappent tant ont bien moins d'importance que la vie végétative ; ils ne sont que pour la servir ; son altération est la maladie, son interruption est la mort. Toutes les autres fonctions peuvent être suspendues et reprises.

1535. Il n'y a réellement qu'une vie végétative ininterrompue pour chaque espèce. Elle ne fait que se développer dans les individus ; ils sont tous vivants de la même vie que leurs premiers ancêtres.

FIN DES APHORISMES

MÉDECINE POPULAIRE[1]

Pour connaître l'art de guérir, il faut connaître les éléments de la vie et de la santé. Nous naissons, l'âge nous fait croître, et bientôt nous jouissons de toutes nos facultés. Comment se sont-elles développées, comment se conservent-elles ?

Dès que nous ne tenons plus au sein de notre mère, tout nous vient des corps étrangers. L'air s'introduit par la respiration dans la poitrine où il fournit un principe indispensable à la circulation du sang dont il brûle le carbone. Cette opération développe la chaleur, la transpiration produit le refroidissement ; ces deux phénomènes maintiennent le corps à la même température malgré le changement des saisons et des climats.

Si l'air est trop chaud, il nous affaiblit par la transpiration ; s'il se refroidit subitement, il l'arrête, repousse les fluides sur des organes impor-

---

[1] Cet opuscule destiné aux personnes étrangères à l'art est imprimé depuis trente-six ans. Nous n'y changeons pas un mot.

tants qu'ils surexcitent; de là une foule de maladies dont on n'est pas toujours à l'abri en se couvrant beaucoup, car alors on devient plus sensible au froid : en cela comme en tout, il faut être prudent sans être timide.

L'humidité moins redoutée est beaucoup plus dangereuse ; ses effets sont toujours funestes. Elle affaiblit l'organisation tout entière : elle cause le rachitisme, les scrofules, la phthisie, les rhumatismes, les tumeurs blanches, les abcès froids. Regardez les malheureux que l'imprudence ou la misère entassent dans ces maisons obscures, mal aérées, enfoncées dans un sol humide que rien ne recouvre ; leur figure maladive inspire la pitié, et leurs enfants, leurs malheureux enfants, couverts de cicatrices dégoûtantes, expient l'imprudence de leur père par une vie d'infirmité et de douleur. Quelques personnes couchent jusqu'au sein des écuries, croyant cette habitation saine, parce qu'elle est chaude ; il ne suffit pas que l'air soit chaud, il doit être sec et pur. Plus il est chaud, plus son humidité est pénétrante et plus la mauvaise odeur, les miasmes qu'il transporte sont dangereux.

On ne saurait prendre trop de soins pour la propreté des appartements et des rues. Certaines fièvres, plusieurs maladies épidémiques, la peste elle-même sont causées par la négligence du peuple à cet égard.

Les aliments sont une autre source de santé et de maladie. Tous les êtres vivants ont besoin de nourriture. Les plantes fixées à la terre peuvent en sucer le suc par l'extrémité de leurs racines, mais les animaux libres et planant sur elle sont obligés de porter en eux un réservoir où les tubes nourriciers s'alimentent : ce réservoir est l'estomac, le fumier est ce que nous mangeons, les racines sont les vaisseaux qui y puisent notre sang.

L'estomac cependant n'est pas un sac inerte où la nourriture reste soumise aux lois de la matière morte ; c'est un organe actif qui préside à la décomposition des aliments sous l'influence de l'excitation qu'ils y déterminent. S'ils sont trop excitants, ils enflamment l'organe ; s'ils ne le sont pas assez, la digestion ne se fait pas, ils s'aigrissent et l'enflamment encore.

C'est donc à chacun de connaître sa susceptibilité qui varie beaucoup et de ne manger que ce qu'il digère bien. Néanmoins il est des substances généralement salutaires, et d'autres dont le grand usage est toujours nuisible. L'eau, le lait, le pain, les fécules, les œufs, la viande, la volaille, le poisson frais, les bons fruits doivent faire la base de l'alimentation : le vin, la bière, le cidre, le poisson sec, le porc salé, le vieux fromage, les pâtisseries, les sauces, les acides, le café ne doivent être pris qu'avec une grande modération ; le gibier faisandé, le poivre et l'ail devraient être bannis des cuisines ; et il faut laisser la moutarde, l'eau-de-vie, toutes les liqueurs, parmi les poisons qui tôt ou tard font des victimes de leurs amis.

On ne peut pas toujours avoir des mets recherchés, mais on n'en doit jamais prendre de malsains : la sagesse peut jusqu'à un certain point suppléer à l'abondance. Si ce que l'ouvrier emploie en tabac qui l'épuise, en boissons qui l'abrutissent, était mis en bonne nourriture dans son ménage, il se porterait mieux, et la vue d'une famille heureuse vaudrait bien pour lui le spectacle d'un cabaret. Ce dont

l'ouvrier se prive pour le mal employer, le cultivateur s'en prive aussi pour l'accumuler en de nouvelles terres qui ne lui apportent que de nouveaux
travaux. C'est pour paraître riche qu'il se prive du
nécessaire ; c'est pour paraître riche qu'il fait souf-
frir les pauvres journaliers qui fécondent son champ
de leur sueur ; c'est pour paraître riche qu'il prive
ses enfants de soins et d'éducation.

Les aliments, en partie liquéfiés par l'estomac,
passent dans les intestins où ils se modifient encore
et où les bouches des vaisseaux absorbants puisent
leur substance qui se mêle au sang. Ce sang traverse le foie, les poumons et revient au cœur qui le
lance par les artères jusqu'aux extrémités du corps
où il porte la vie ; des veines le reprennent et il
continue ainsi de circuler. Tous les vêtements ser-
rés, toutes les bandes dont on entoure les petits enfants, tous les corsets qui rendent tant de jeunes
personnes bossues, tout ce qui gêne la circulation
est une cause incessante de maladie. L'exercice qui
l'active est fort salutaire ; mais quand cet exercice
est un travail poussé à l'excès, il épuise : exercez
vos forces, mais ne les outre-passez jamais.

D'autres travaux sont funestes par des émanations dangereuses, comme ceux des boyaudiers, des
peintres, des teinturiers, des mineurs, des ouvriers
qui travaillent sur le mercure, le plomb, le cuivre,
l'arsenic. On devrait éviter ces professions jusqu'à
ce que la rareté des ouvriers fasse augmenter leur
salaire assez pour qu'ils puissent prendre toutes les
précautions convenables.

La malpropreté est une autre cause de maladie
qui accuse plus la paresse que l'indigence ; la gale,
les dartres, des ulcères en résultent.

La petite vérole, cette contagion qui, à la honte de notre siècle, défigure, estropie et tue encore tant de victimes, a cependant un préservatif assuré dans la vaccine. Nous nous plaignons de ce que la nature a semé trop de maux, et nous n'usons pas des remèdes qu'elle met entre nos mains : si un second Jenner découvrait une vaccine qui préservât de la peste, la peste aurait des partisans; on ne se vaccinerait pas. Tout ce qui se dit en faveur de la variole peut se dire en faveur de la peste.

L'extravagance va plus loin encore : un mal affreux, qui couvre la peau d'ulcères, corrompt le sang et se porte jusque sur les os, existe dans de honteux égouts de vices, d'opprobre, d'immoralité; ce mal est contagieux, on le sait, et il est des hommes assez ennemis d'eux-mêmes pour aller le prendre. Les malheureux!... Un flux contagieux sort bientôt de leur corps, des chancres les rongent, des tumeurs les empêchent de marcher, des pustules, des végétations morbides croissent sur eux. Les douleurs ostéocopes, l'ulcération du gosier, la carie des os du palais surviennent; le nez peut disparaître entièrement, ne laissant au milieu de la face qu'une plaie hideuse dont les bords se rongent. La mort a quelquefois prévenu ces ravages; d'autres fois une guérison plus ou moins certaine les a empêchés. L'infortuné se croit guéri; il se hâte de prendre une épouse qui, bientôt flétrie, lui donnera des enfants qui reprocheront à leur père leurs infirmités.

Si l'enfance est sujette à tant de maladies, c'est aux vices des parents ou à leur ignorance qu'on doit s'en prendre. Peu de gens savent ménager leur santé, comment conserveraient-ils celle d'un petit être qui exige tant de soins? On doit le veiller sans cesse, le tenir dans une chambre bien propre, bien aérée ; le promener souvent, calmer ses cris sans le bercer, ne pas le faire manger trop tôt ni quand il a des coliques ; il ne faut jamais lui faire goûter de vin. Les boissons fermentées empêchent de croître, irritent, donnent des gastrites, des diarrhées funestes, elles aggravent toutes les maladies ; si l'enfant est irritable, elles le tuent ; s'il peut les supporter, il s'y accoutume, y prend goût et va plus tard grossir le nombre des malheureux que le vice de l'ivrognerie dégrade.

A mesure que son intelligence se développe, il faut éviter pour lui les émotions trop vives, surtout les frayeurs qui pourraient le rendre idiot ou épileptique. Les châtiments cruels, les coups, dont quelques pères indignes de ce nom ne craignent pas de meurtrir leurs membres délicats, sont funestes au moral comme au physique : chacun peut remarquer que les enfants les plus laids, les plus méchants, ceux dont on a le plus à se plaindre, sont ceux qu'on a le plus maltraités.

Le chagrin, la haine, la colère, toutes les passions tristes ou trop vives, l'excès des plaisirs surtout, causent des affections plus profondes, plus graves même que celles qui résultent d'une cause extérieure. Là distraction est leur premier remède ; vouloir guérir un mal sans se soustraire à ses causes, ce serait vouloir cicatriser une blessure sans en retirer le glaive. On ne s'accoutume qu'à ce qui n'attaque pas le tissu des organes, et lorsqu'il est altéré, la nature seule qui l'a produit, peut le réparer. Tout ce qui n'est pas pour elle un aliment est un poison.

Cependant un grand nombre de médecins, séduits par des hypothèses dont les suites sont affreuses, croient voir des cas où ils rendront la santé par des moyens qui la détruiraient, si elle existait encore. Leurs raisonnements changent ainsi que le poison en vogue, mais d'autres les remplacent. Les nouveaux praticiens sont bien convaincus que leurs prédécesseurs empoisonnaient les malades; ils avouent même que leurs confrères le font encore, et ils ne tremblent pas en les imitant.

L'un brûle le corps de ses victimes par des moxas, des caustères, des sinapismes; un autre leur brûle les entrailles par des toniques incendiaires, des vomitifs, des purgations; presque tous emploient à l'intérieur le mercure, l'opium, la ciguë, les cantharides; les poisons tirés du plomb, de l'antimoine, de l'iode, de l'arsenic : la préparation la plus active est regardée comme la plus efficace, on en torture jusqu'aux agonisants.

La prudence qui ne permet les aliments que selon les forces du malade, nous abandonne dès qu'il s'agit des drogues : on donne les plus violentes à ceux qui ont le moins la force de les supporter. Tel qui verrait avec terreur donner du vin sucré à un pneumonique, ne craint pas de le gorger de tartre stibié. D'autres fois, s'abandonnant au désespoir, on juge le malade perdu et l'on essaie tout; c'est encore la suite d'une erreur : si un organe essentiel à la vie est détruit, toute tentative est nécessairement inutile; s'il n'en est pas ainsi, rien s'est désespéré. Combien n'a-t-on pas vu de malades abandonnés, guérir par la seule cessation des remèdes ?

Pourquoi faut-il que l'humanité soit si longtemps victime de l'erreur ! Pendant des siècles on a fait

la guerre pour *conquérir* la paix ; pendant des siècles, on a persécuté les partis pour les calmer ; pendant des siècles , on a prêché le mensonge pour en-
seigner la vérité. Combien de temps encore tuera-
t-on les malades pour les guérir ?

Le repos, le contentement d'esprit, un air pur,
une température douce, un régime bien suivi sont
des remèdes que rien ne remplace, et qui conviennent toujours.

Les maladies inflammatoires, celles de l'estomac
surtout, exigent une diète sévère : on doit boire peu
à la fois et souvent, tiède ou froide, jamais chaude
ni glacée, une tisane légère de gomme, d'orge, de
guimauve ou de fleurs adoucissantes : l'eau panée,
la limonade cuite peuvent varier ces boissons. La
saignée est quelquefois utile dans les congestions
très intenses sur la poitrine ou le cerveau ; mais à
quelque excès qu'on la porte, elle n'enlève pas le
mal, c'est la nature qui doit le guérir ; une saignée
inopportune ou trop considérable lui en ôte la force
et cause la mort ; une diète trop prolongée a les
mêmes suites. Dès que les plus vives douleurs sont
passées, on peut prendre des crêmes de riz ou d'a-
voine, puis de très légers potages avec une tranche
de pain bien cuit. Le bouillon de veau, le lait sucré,
les œufs clairs, le poulet bouilli ne conviennent que
dans la convalescence. Il faut bien graduer, bien
ménager les aliments ; ne rien prendre qui puisse
irriter : une indigestion serait très dangereuse.

Quand l'estomac n'est pas irrité et que la maladie
résulte plus d'un affaiblissement que d'une inflammation, c'est un régime tonique qu'il faut suivre,
mais il faut bien se garder de le rendre irritant par
l'usage des préparations de fer ou de quinquina : les

aliments stimulent assez et ont l'avantage de réparer les forces. Un exercice modéré, surtout au soleil, un air très sec, des vêtements de laine, le vin vieux mêlé d'eau, le pain léger, la volaille, le poisson, la viande rôtie, le bouillon de bœuf conviennent alors.

Les remèdes doivent être choisis selon les cas, mais toujours parmi ceux qui, plus légers que les aliments, agissent cependant à leur manière : tels que les loocks, les conserves, les eaux distillées, les infusions de fleurs, les sirops, les décoctions de fruits.

Chaque maladie d'ailleurs exige un traitement particulier qu'on ne saurait trop étudier : rappelons-nous toujours qu'entre la vie et la mort un fétu suffit pour faire pencher l'équilibre.

FIN.

TABLE DES MATIÈRES

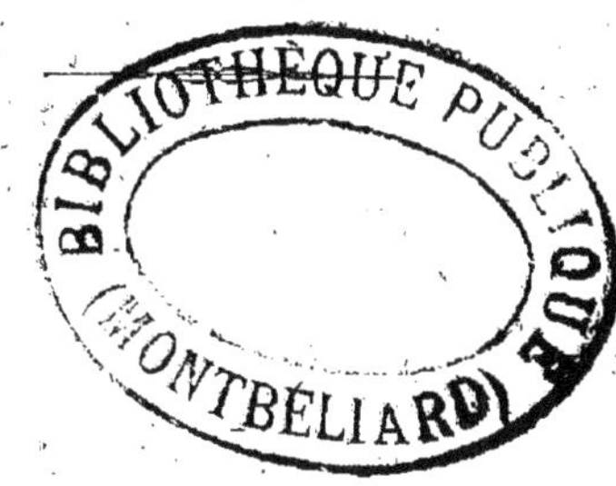

DU MÊME AUTEUR :

MAXIMES ET OBSERVATIONS

OUVRANT DES VUES NOUVELLES

SUR LES SCIENCES MORALES

1 vol. in-12.